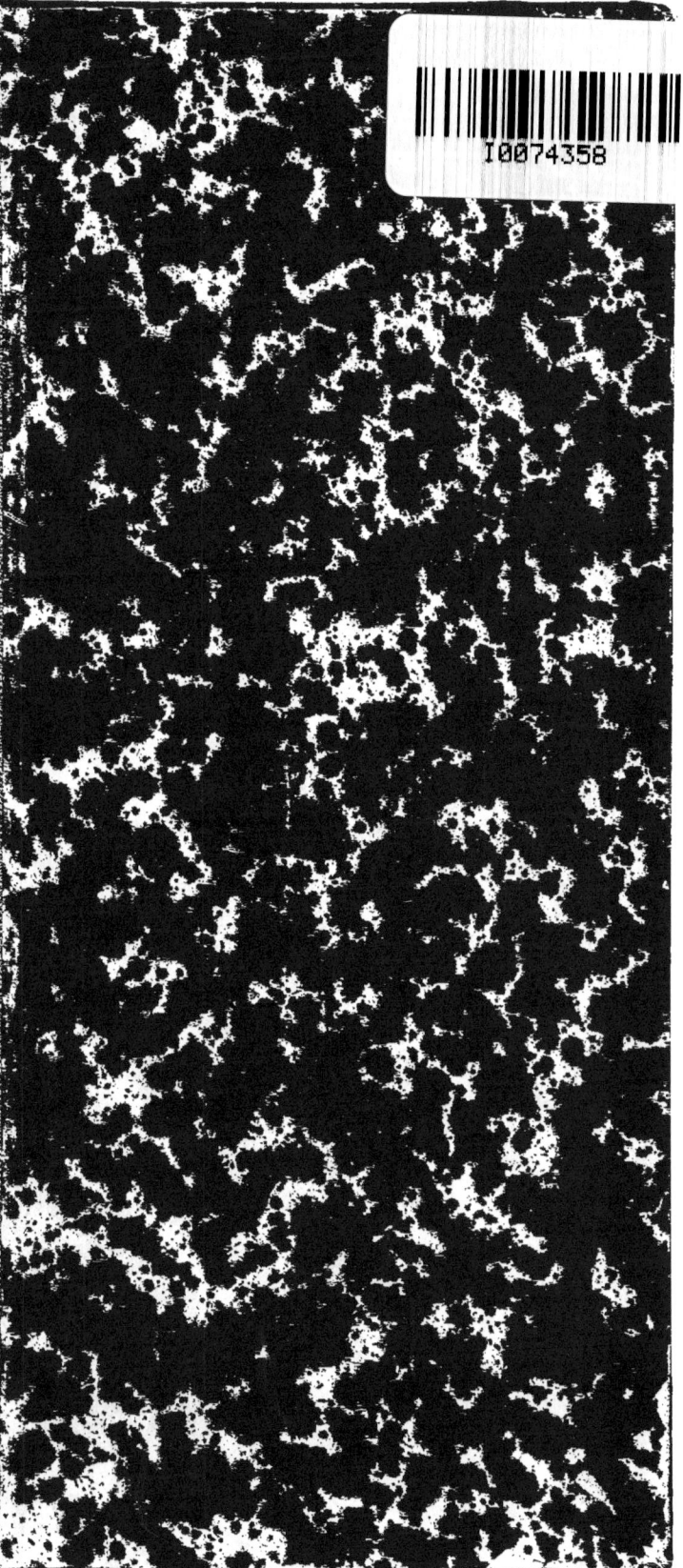

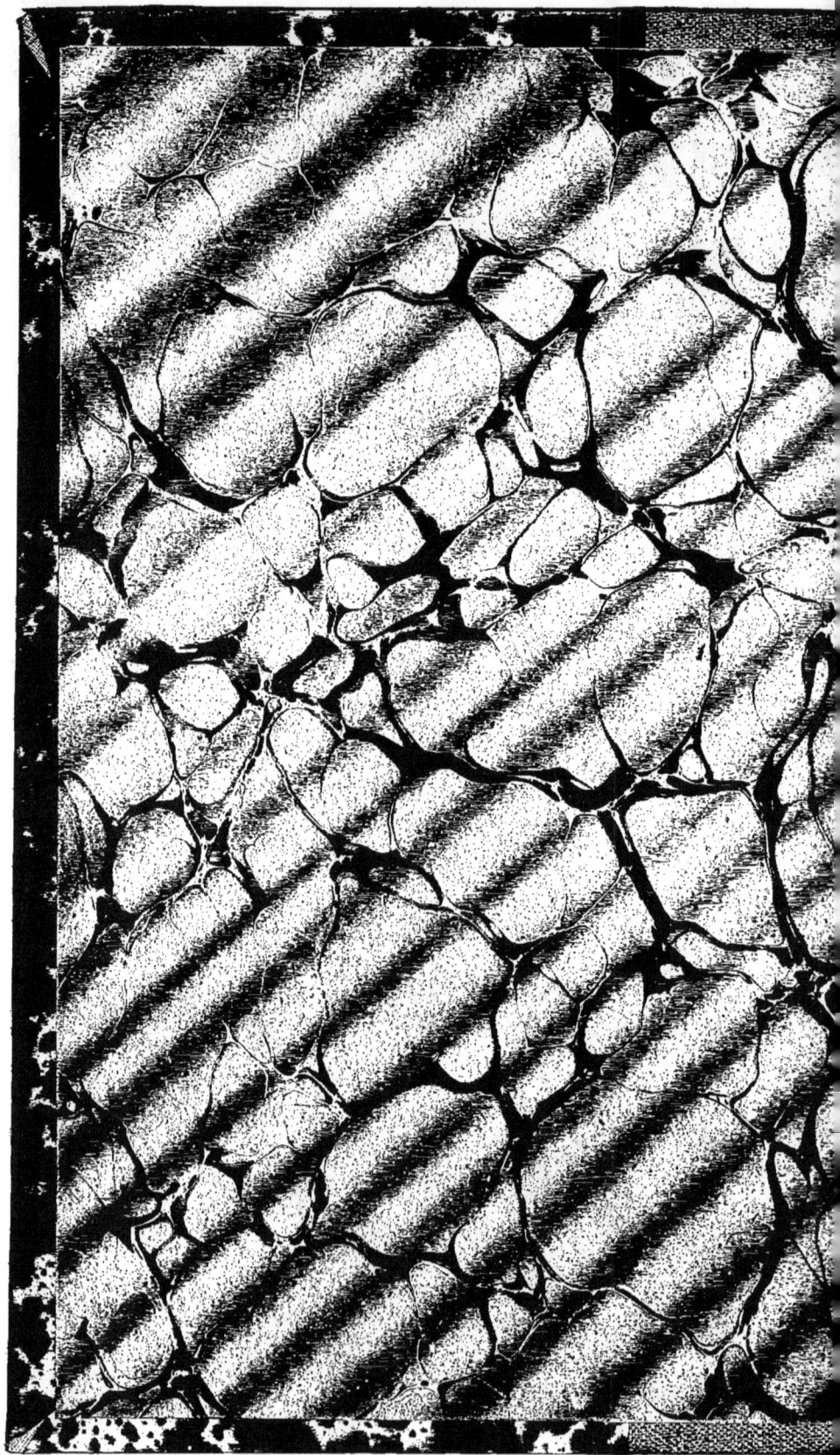

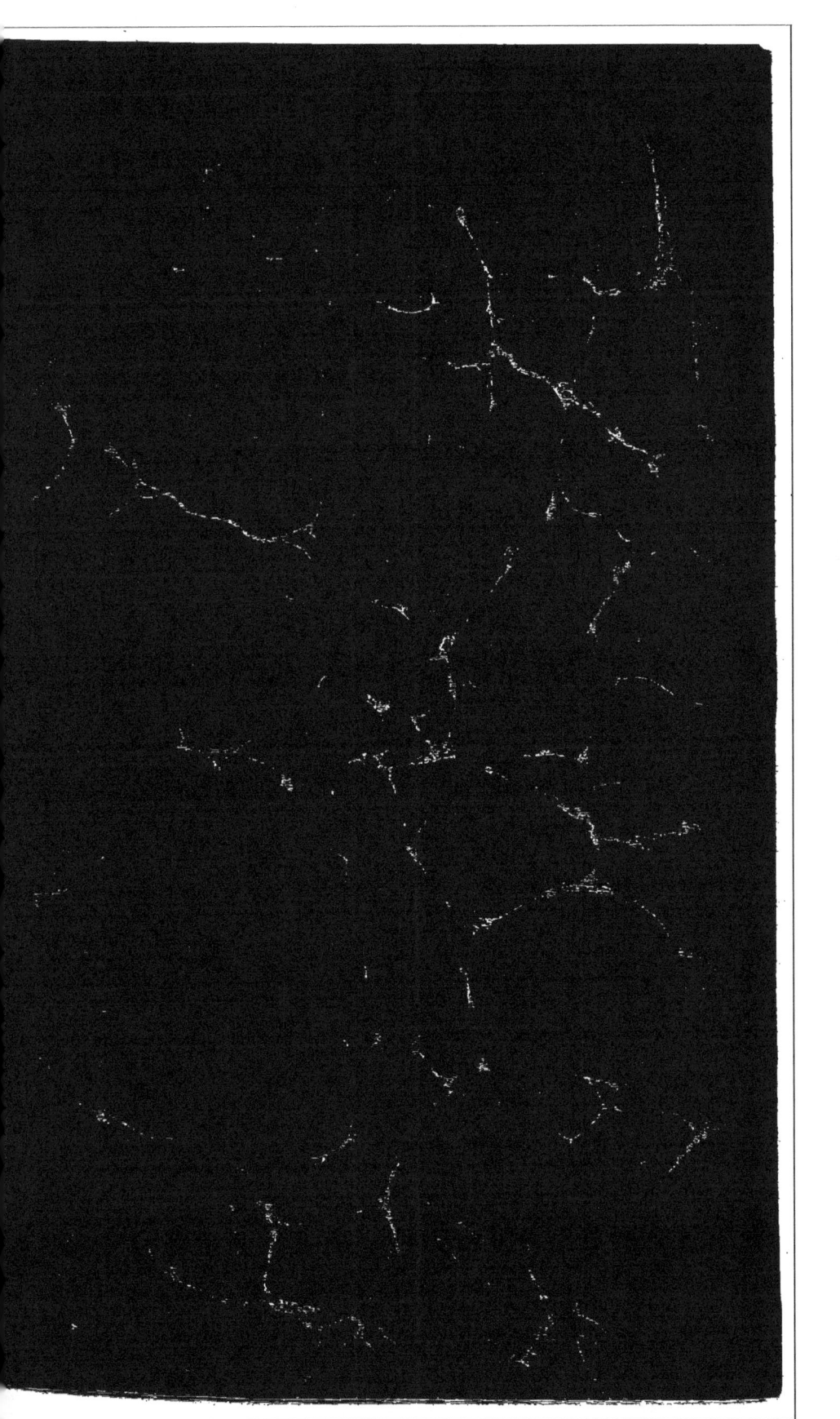

Cousu à la Couverture

LOIS NATURELLES

DU DÉVELOPPEMENT *18236*

PHYSIQUE, INTELLECTUEL, & MORAL

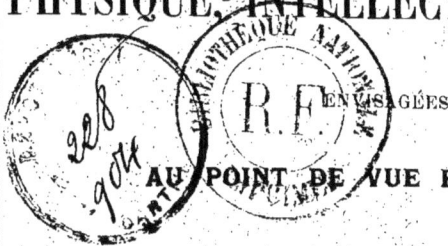

ENVISAGÉES

AU POINT DE VUE PÉDAGOGIQUE

PAR

Le Dr JULIEN PIOGER

MÉDECIN EN CHEF DE L'INSTITUT DÉPARTEMENTAL DE SOURDS-MUETS D'ASNIÈRES

>—◄►—<

ASNIÈRES (SEINE)

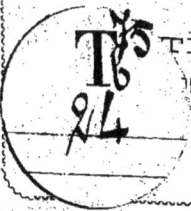

INSTITUT DÉPARTEMENTAL

DE SOURDS-MUETS ET DE SOURDES-MUETTES

—

1904

$\frac{7\beta^{+5}}{-6}$
24

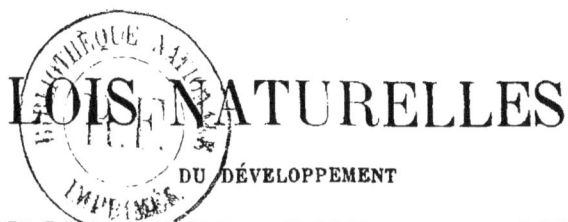

LOIS NATURELLES

DU DÉVELOPPEMENT

PHYSIQUE, INTELLECTUEL ET MORAL

ENVISAGÉES AU POINT DE VUE PÉDAGOGIQUE

LOIS NATURELLES

DU DÉVELOPPEMENT

PHYSIQUE, INTELLECTUEL & MORAL

ENVISAGÉES

AU POINT DE VUE PÉDAGOGIQUE

PAR

Le Dr Julien PIOGER

MÉDECIN EN CHEF DE L'INSTITUT DÉPARTEMENTAL DE SOURDS-MUETS D'ASNIÈRES

——›‹—·—›‹——

ASNIÈRES (SEINE)

INSTITUT DÉPARTEMENTAL

DE SOURDS-MUETS ET DE SOURDES-MUETTES

—

1904

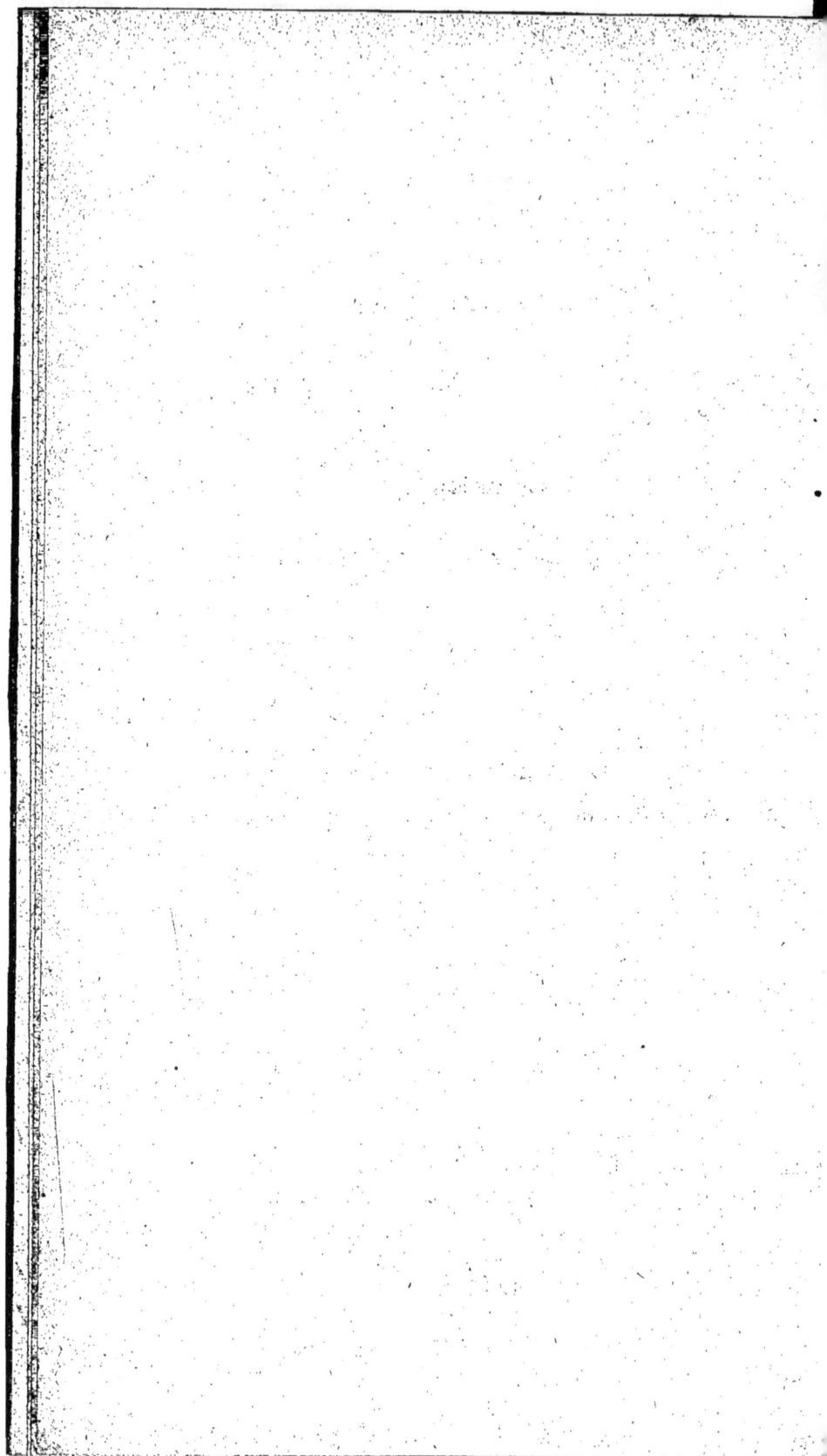

AU LECTEUR

J'ai l'honneur de présenter au public un nouvel ouvrage du D' Pioger : Lois naturelles du développement physique, intellectuel et moral, envisagées au point de vue pédagogique. Il se divisait naturellement en trois parties, dont les deux premières seulement ont pu être achevées, celles qui traitent du développement physique et du développement intellectuel. L'auteur n'a pas eu le temps d'écrire la troisième partie, celle qui devait traiter du développement moral. Atteint d'un mal contre lequel il a lutté pendant des années avec une énergie admirable, il a succombé avant d'avoir pu terminer la tâche qu'il avait entreprise. Il s'agit donc ici d'une œuvre posthume. J'ai cru devoir la publier, quoique incomplète, convaincu que malgré ses lacunes, elle sera accueillie favorablement et avec sympathie, et qu'elle pourra intéresser, telle qu'elle est, tous ceux qui se préoccupent de l'évolution et du renouvellement des méthodes d'éducation par les principes de la science expérimentale.

Plein de confiance dans la valeur de ces principes, qui sont la base de ses divers ouvrages énumérés dans la notice biographique qui suit, le regretté D' Pioger avait depuis longtemps formé le projet d'en faire l'application à la pédagogie. Les nombreuses et intéressantes observations qu'il avait recueillies comme médecin en chef de l'Institut des Sourds-Muets

*d'Asnières, avaient vivement frappé son esprit à la fois s[i]
observateur et si logique.*

*Il va sans dire que j'ai scrupuleusement respecté non seu[lement les moindres nuances de la pensée de l'auteur, mai[s]
encore la forme si personnelle qu'il avait su lui donner. C[e]
n'est pas sans une émotion douloureuse et profonde que j'a[i]
parcouru ces pages interrompues par la mort, écrites A[à] s[i]-
nières, dans le Midi, à Villers, à la campagne comme à l[a]
mer, partout enfin où le conduisait l'espoir de ranimer se[s]
forces épuisées... Qu'il me soit permis d'ajouter qu'en sur-
veillant cette publication j'ai été mû aussi par un pieu[x]
sentiment envers un ami d'enfance, un cher confident, qu[i]
m'a donné jusqu'au dernier moment les marques de la plu[s]
grande affection et de la confiance la plus touchante. Qu[e]
ces quelques lignes soient un dernier hommage rendu à sa
mémoire.*

Le Mans, 5 juin 1904.

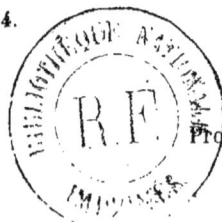

A. LEROUX
Professeur de l'Université.

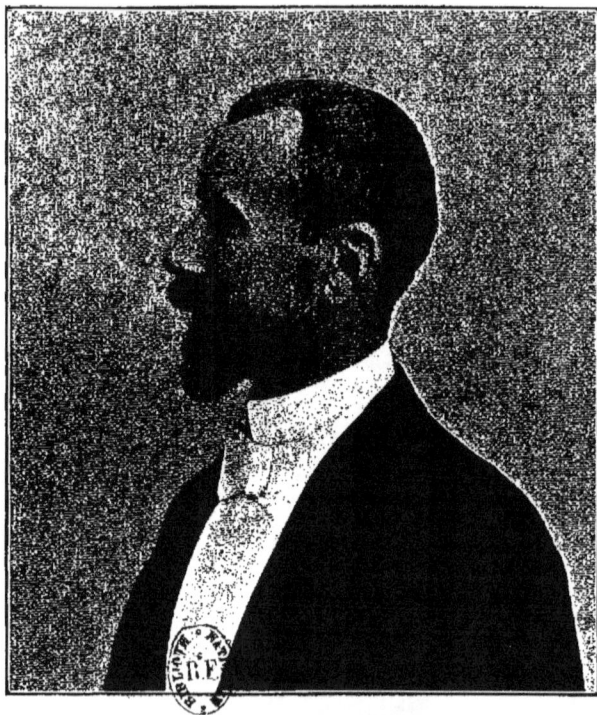

Dr Julien PIOGER
(1852-1903)

Médecin de l'Institut départemental des Sourds-Muets
et Sourdes-Muettes de la Seine (1894-1903)

Officier de l'Instruction publique.

Le Docteur JULIEN PIOGER

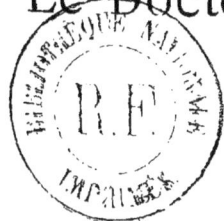

———

JULIEN PIOGER appartient à la classe des médecins pour lesquels chaque malade est prétexte à une étude approfondie de
l'être humain au double point de vue physique et moral.

Penseur original et hardi, esprit précis et méthodique, le
docteur JULIEN PIOGER aborde avec aisance les questions les
plus ardues de la philosophie et de la science. Praticien
renommé par son habileté professionnelle, par sa sollicitude
envers les malades et par nombre de cures remarquables, il
est ce qu'on peut nommer un médecin de vocation. A dix-
sept ans, assistant à un sermon de Mgr de Ségur sur la
vocation religieuse, il en fait la contre-partie en appliquant
à la profession médicale tout le bien que le prélat dit de la car-
rière ecclésiastique. Il sort de là irrévocablement voué à
l'exercice de la médecine « parce que c'est la profession
libérale où on peut être le plus utile à ses semblables ».
Depuis, au chevet de ses malades comme dans ses écrits,
dans ses conversations érudites et sagaces, on retrouve toujours le même souci, la même préoccupation dominante
d'altruisme éclairé.

Porté, par les besoins de sa profession et par la tournure
de son esprit, à rechercher les causes originelles des maux
et des souffrances, le docteur JULIEN PIOGER fut vite amené à
attribuer à l'état moral de ses malades une importance pré-
pondérante; puis, analysant les causes de cet état moral, à
reconnaître que la plupart de nos maux ne sont en partie

*et lois organiques de la sensibilité (Revue Philosophique,
1894); le Monde Physique,* essai de conception expérimentale, (*Bibliothèque de philosophie contemporaine, Alcan
1892); la Vie et la Pensée,* essai de conception expérimentale (ibid. 1893); *la Vie sociale, la Morale et le Progrès*
(ibid. 1894); *la Question sanitaire envisagée dans ses rapports avec les droits et les intérêts de l'individu et de la
Société* (1895); *la Surdi-mutité à l'Institut départemental
des sourds-muets d'Asnières,* étude de psychologie et de
pédagogie *comparées* (1900); *Lois naturelles du développement physique, intellectuel et moral* (1903).............

(Extrait de *Figures Contemporaines.*)   Librairie Floury, Paris, 1905.

Le Docteur Pioger mourut le 4 juin 1903.

La *Commission de Surveillance de l'Institut départemental de Sourds-muets et de Sourdes-Muettes de la Seine*
se réunit le 16 du même mois ; le registre des procès-ver-
baux porte :

« Pendant sa longue maladie, M. Pioger, qui était un savant de
« grande valeur, avait employé ses journées d'isolement à rédiger
« des leçons de physiologie ayant pour but d'initier les instituteurs
« à l'étude du système nerveux et aux principes scientifiques de
« l'éducation sensorielle.

« En novembre et décembre 1903, M. Pioger avait développé ce
« travail dans de nombreuses conférences qu'il était venu donner,
« après la classe, aux maîtres et maîtresses de l'Institut départe-
« mental. Il en avait commencé l'impression quand la mort est
« venue. Mais le manuscrit complet est aux mains de l'imprimeur.

« La Commission autorise le Directeur à continuer l'ouvrage
« interrompu.

« Le Directeur remercie la Commission de cet hommage rendu
« au dévoué physiologiste qui se donna si largement aux enfants
« d'Asnières, et qui consacra à l'œuvre ses derniers efforts, ses
« dernières pensées. »

DÉVELOPPEMENT PHYSIQUE

Le développement physique comprend tout le développement de notre organisme depuis la fécondation de l'ovule jusqu'à l'âge adulte, mais, la partie vraiment instructive de ce développement, au point de vue qui nous occupe, se fait à peu près tout entière pendant la vie intra-utérine. C'est donc à l'embryologie qu'il nous faut nous adresser pour apprendre la façon dont se fait ce développement. Bien plus, si nous voulons réellement comprendre le mécanisme, les lois naturelles de ce développement, il nous faut nous adresser, non seulement à l'embryologie, mais encore à l'embryologie comparée, à l'anatomie comparée et même à la paléontologie. Nous ne pouvons évidemment songer ici à nous lancer dans une étude aussi vaste. Nous pensons qu'il suffira de vous donner simplement des aperçus schématiques, c'est-à-dire des vues d'ensemble des différentes manières dont on peut envisager le développement en question. De cette façon, nous pourrons éviter les détails trop techniques, tout en vous faisant ressortir les données générales, les enseignements que nous pourrons tirer de sciences aussi vastes, aussi compliquées que l'embryologie, l'anatomie comparée et la paléontologie.

Ainsi, par exemple, ce qui nous paraît par dessus tout utile, c'est de vous faire voir que le développement tout entier d'un être humain se fait au point de vue physique, physiologique, comme au point de vue intellectuel ou psychique, à peu près de la même façon, disons à peu près d'après le même mécanisme, d'après les mêmes lois de *différenciation*, d'*adaptation* et d'*organisation*, parce que c'est la compréhension de ces lois et de leur mode

PIOGER. — *Lois Naturelles.* 1

d'action qui nous montrera la base, la méthode de la pédagogie telle que nous l'entendons, c'est-à-dire de la pédagogie expérimentale, laquelle, comme son nom l'indique, n'est et ne doit être que l'emploi en éducation du mécanisme, des moyens, de la méthode suivant lesquels nous semble se faire naturellement, spontanément, le développement de nos organes, de nos fonctions, de nos sens et de nos facultés.

Pour cela, il nous semble intéressant et utile de vous montrer le développement physique proprement dit, c'est-à-dire la formation des éléments matériels divers de l'organisme, appelés tissus et organes, aux dépens d'une seule cellule primitive, l'*ovule*, par une série de transformations successives dont nous aurons ensuite à chercher l'explication, le mécanisme, la loi.

Nous serons amenés pour cela à faire des divisions arbitraires et à envisager les choses sous un jour tout différent de celui sous lequel les savants exposent d'habitude les résultats de leurs recherches. Mais ici, nous n'avons point pour but de faire de la science technique, nous ne nous proposons que d'emprunter à la science, ou plutôt aux sciences de la vie et de l'organisation, les notions générales dont nous avons besoin pour nos applications pédagogiques.

DÉVELOPPEMENT EMBRYONNAIRE

Le développement embryonnaire nous fait assister pour ainsi dire à la genèse de nos tissus et de nos organes, c'est-à-dire à la formation de notre organisation tout entière : à la naissance, en effet, l'enfant vient au monde muni de tous ses organes. La plupart de ces organes, il est vrai, n'ont pas encore fonctionné ; nous verrons plus tard que le premier cri de l'enfant venant au monde annonce l'établissement de sa fonction respiratoire à la suite de laquelle nous verrons et étudierons le développement des autres fonctions, en particulier les fonctions diverses de sensibilité, appelées les fonctions sensorielles

Tout notre développement part de l'ovule fécondé qui se segmente ou se divise. Au point de vue de sa composition, l'ovule correspond à ce qu'on appelle une cellule, c'est-à-dire à une sorte de petite sphère de 1 à 2 dixièmes de millimètres de diamètre, composée d'une enveloppe formée d'une pellicule mince, d'un contenu visqueux dans lequel on distingue au microscope de petites granulations ou nucléoles et un noyau central un peu plus volumineux. C'est ce noyau qui constitue la partie vraiment active de la cellule-ovule, et c'est lui qui va être le point de départ réel de la formation des autres cellules et des tissus de notre organisme.

Deux points importants doivent être notés de suite au sujet de l'ovule humain qui va donner lieu à la formation d'un organisme nouveau aussi compliqué que notre corps. C'est d'abord que cet ovule n'offre aucune trace des organes que nous allons voir se développer à ses dépens. Jusqu'au siècle dernier, les anatomistes et les physiologistes croyaient que l'œuf présentait la même structure que l'organisme adulte. Les différents organes auraient, dès le début du développement, occupé la même position et affecté les mêmes rapports dans l'œuf que chez l'adulte. On admettait que la seule différence consistait en ce qu'ils étaient notablement plus petits. L'œuf présentait donc, en miniature, la même organisation que l'adulte. Or, comme les lentilles grossissantes dont on disposait alors ne permettaient pas de constater *de visu*, dans l'œuf, les organes que l'on supposait y exister, on admettait par hypothèse que les différents organes, tels que le système nerveux, les glandes, les os, etc., non seulement s'y trouvaient très réduits de taille, mais en outre complètement transparents, invisibles. Ce n'est qu'en 1759 que Wolff battit en brèche cette théorie de la *préformation* et posa en principe que le germe n'est au début qu'une substance inorganisée, sécrétée par les organes génitaux des parents. Et ce n'est qu'en 1827 que la découverte de l'œuf des mammifères, par Von Baer, fut le point de départ de la théorie cellulaire qui domine aujourd'hui toute l'embryologie, comme toute la physiologie.

Le second point à noter c'est que l'ovule est aujourd'hui simplement considéré comme une cellule ; il en est de même de tous les germes et de tous les œufs, en sorte que les savants ont été ainsi amenés à unifier, à assimiler tous les modes de développements embryonnaires dans la nature au même fait primordial de la segmentation de la cellule-germe, œuf ou ovule. Il résulte de là que tous les êtres vivants, depuis les plus simples jusqu'aux plus élevés dans la série organique, ont une origine analogue dans un germe semblable appelé ovule ou œuf, et passent tous par une première phase de développement que nous pouvons appeler la *phase cellulaire* parce que, à cette période comme à ce degré de développement, tous les organismes sont exclusivement composés de cellules.

Or, chose remarquable, la forme la plus rudimentaire, la plus simple que nous offre l'étude de l'organisation dans la série animale est précisément la forme ou l'organisation cellulaire, c'est-à-dire celle des organismes rudimentaires composés uniquement de cellules et appelés pour cela protoorganismes, mono ou pluri-cellulaires, suivant qu'ils se composent d'une seule ou de plusieurs cellules. En sorte que si on embrasse d'un seul coup d'œil l'ensemble du développement dans la série animale, nous voyons une uniformité et une continuité constantes qui se retrouvent dans le développement des individus comme dans celui des espèces et que nous pouvons, à juste titre, considérer comme une loi même du développement puisque l'observation nous montre que tout être vivant passe nécessairement par cette première phase de développement cellulaire.

Développement des cellules embryonnaires.
Phase cellulaire.

Qu'il s'agisse d'un de ces petits êtres, comme les monères et les amibes, uniquement constitués par une cellule, ou d'un organisme supérieur comme le nôtre, le développement, la formation d'un être nouveau aux dépens de la cellule-mère, se ramène toujours à un fait initial de division en deux de cette cellule primitive. Cette segmentation en deux cellules nouvelles, constitue tout le phénomène de la reproduction et du développement pour les êtres inférieurs, mono-cellulaires dont nous venons de parler. Chez tous les autres, les deux premières cellules-filles continuent à se multiplier par le même procédé de segmentation de chaque cellule en deux nouvelles cellules, ce qui produit successivement 2, 4, 8, 16, 64 cellules, etc. C'est là ce qu'on appelle la prolifération, la génération ou la reproduction cellulaire qui constitue en même temps le mode de génération et d'accroissement le plus simple et le plus universel.

Ce mode commun de génération, de développement et d'accroissement se retrouve, en effet, à chaque instant, dans l'histoire du développement individuel de chaque organisme, de chaque organe, de chaque tissu, aussi bien que dans celle du développement des espèces, des races et des genres dans la série animale. C'est la génération ou reproduction *asexuée* dont les modes principaux sont la génération ou reproduction par scissiparité ou fissiparité et par bourgeonnement. Nous verrons plus loin que tout notre développement, en dehors du fait de la fécondation, c'est-à-dire en dehors de la génération sexuée qui est propre aux organismes supérieurs, se ramène au fond à ce mécanisme de la prolifération cellulaire ou accroissement en volume par multiplication des éléments cellulaires et tissulaires.

Bien plus, l'étude du phénomène de la nutrition nous amènera à rapprocher celle-ci du phénomène de la *fermentation*, laquelle comprend deux choses : une multiplication des éléments cellulaires ou ferments, et la production d'un résidu, dit produit de la fermentation, produit fermenté. Or, il suffit de suivre le fait de la segmentation et de la prolifération des cellules embryonnaires pour voir que cette prolifération a également pour conséquence deux choses : 1° La multiplication des cellules ; 2° la formation d'un produit de sécrétion de ces cellules, sous l'aspect d'une substance amorphe, gélatineuse, qui remplit les espaces intercellulaires, sert de soutien et de moyen d'union aux dites cellules.

En effet, quand on observe la première phase du développement embryonnaire, on voit que la segmentation et la multiplication rapide des cellules s'accompagne de l'apparition d'une substance amorphe, gélatineuse, transparente, semi-liquide, qui occupe les espaces intercellulaires et représente une sorte de magma qui unit, soutient et enveloppe pour ainsi dire les cellules.

A partir de ce moment nous avons déjà les deux variétés d'éléments constitutifs de notre organisation : 1° les cellules, dites cellules *embryonnaires*, aux dépens desquelles se formeront par différenciations et adaptations successives, les parties actives, les parties nobles de notre organisme, savoir les cellules glandulaires ou ferments et les cellules nerveuses ;

2° Le tissu squelettique ou de soutien qui, d'abord uniquement représenté par la substance amorphe, interstitielle, sécrétée par les cellules, formera également par des différenciations et adaptations successives, les divers tissus constituants de nos organes : tissu conjonctif, fibreux, élastique, musculaire, cartilagineux et osseux.

A cette première phase, pourtant, il n'y a encore aucune organisation proprement dite puisqu'il n'y a que des cellules encore toutes semblables, non encore différenciées, et une substance interstitielle amorphe. Mais les choses ne tardent pas à changer. La multiplication rapide des cellules a pour conséquence d'amener la formation d'une espèce de petite sphère rappelant assez bien une mûre ou une framboise. Ce développement ne peut se faire qu'en amenant un certain écartement central des cellules, d'où résulte que la dite sphère devient une sphère creuse dont les parois sont représentées par les cellules étalées en une couche périphérique tandis que le centre, tandis que le creux de la sphère est occupé par la substance amorphe squelettogène.

A moins de supposer une égalité absolue des influences de toutes sortes qui doivent agir sur des éléments aussi fragiles que ces cellules embryonnaires, nous devons bien penser qne toutes ces cellules ne continuent pas longtemps à se développer de la même façon et dans les mêmes proportions. C'est ce que les embryologistes appellent la loi du développement inégal, que nous ferons rentrer dans une loi plus générale que nous appelons la loi de différenciation.

La conséquence de l'inégalité de développement des cellules, ou ce qui revient au même, la conséquence de leur différenciation, est la formation d'un épaississement dans un point et d'un amincissement corrélatif sur tout le reste de la sphère. Cet épaississement constitue un bourgeonnement auquel on a donné le nom de *tache* ou *vésicule germinative* et que nous pouvons tout aussi bien appeler le bourgeon germinatif. C'est, en effet, un véritable bourgeon qui se produit à cet endroit par suite de la prolifération cellulaire plus abondante qui s'y développe. Ce bourgeonnement se fait en dedans de la sphère embryonnaire mûriforme, suivant le procédé nommé invagination, parce qu'on dirait que la paroi se déprime à cet endroit pour se replier, pour s'invaginer en dedans, à la façon d'un doigt de gant que l'on retourne ou d'une balle de caoutchouc dans laquelle on enfonce le doigt. Il en résulte que l'embryon prend dès lors la forme utriculaire ou infundibuliforme grossièrement comparable à une outre. Cette disposition, très passagère d'ailleurs, est difficilement reconnaissable dans l'embryon humain, mais elle est beaucoup plus facile à constater chez un certain nombre d'embryons animaux, en particulier chez l'amphioxus. C'est la formation du germe, du rudiment, du point de départ de la cavité digestive, c'est-à-dire de l'organe fondamental qui se retrouve partout dans la série animale, dès que l'organisation a quitté la phase cellulaire : aussi Haeckel en a-t-il fait le type schématique de l'origine, du point de départ de toute organisation comme de tous les organismes sous le nom de *gastrula,* qui veut dire petit estomac.

L'inégalité inévitable dans le développement relatif des cellules, les différences de rapports réciproques, de situation, de ces cellules, entraînent et nous expliquent les différences qui tendent à s'accentuer de plus en plus entre toutes les cellules embryonnaires, et cela, d'une façon d'autant plus nette que chaque développement nouveau, chaque phase nouvelle a pour conséquence directe, nécessaire, une tendance de plus en plus marquée à différencier ces cellules et, en même temps, à différencier, c'est-à-dire à *spécialiser* leurs fonctions. Nous pouvons ainsi entrevoir la raison et le mécanisme des différenciations ou métamorphoses successives d'où naîtront nos tissus, nos organes, notre corps tout entier, ainsi que nos fonctions et nos facultés. Ce qu'il faut bien noter et bien comprendre dès le début, c'est l'importance, c'est le rôle qu'exerce sur le développement, sur le façonnage, c'est-à-dire sur l'adaptation de toute cellule, de tout tissu, de tout organe, de tout organisme, tout ce qui est susceptible d'exercer directement ou indirectement son action mécanique ou autre sur une cellule, sur un tissu, sur un organe, sur un organisme. Là, en effet, est la clef, l'explication de tout développement organique, de toute organisation comme nous aurons l'occasion de le constater à chaque instant dans nos études ultérieures. C'est ce que l'on traduit suivant les cas comme l'effet ou la manifestation de la loi de différenciation, d'adaptation ou mieux encore par cette grande loi biologique dont nous ferons pour ainsi dire la base de la pédagogie : *la fonction fait l'organe.*

Sans insister ici sur des points sur lesquels nous aurons à revenir, disons simplement que les *cellules embryonnaires,* par suite du développement du bourgeon germinatif et de la formation de la gastrula, se trouvent divisées, *différenciées* en deux ordres : celles qui tapissent la cavité de la gastrula et forment sa paroi interne et celles qui tapissent la surface périphérique et forment son revêtement périphérique ou tégumentaire. Les premières fourniront les cellules diverses du canal ou mieux de l'appareil digestif et respiratoire, les secondes, celles de la peau, du système nerveux central, moelle épinière et cerveau, et organes des sens.

Cela déjà montre toute l'importance de ces cellules embryonnaires. Mais l'étude du développement de nos grands organes, l'étude de la nutrition et de la sensibilité nous montreront encore bien mieux que tout ce qui est *actif,* à proprement dire, dans notre organisme, cellules glandulaires ou ferments, cellules nerveuses ou sensitivo-motrices, provient, dérive de ces cellules primitives, de ces cellules embryonnaires, par une série de différenciations, d'adaptations et de spécialisations qui constituent la base, le fondement de l'organisation et de la vie physiologique. Au point de vue général, schématique, nous pouvons distinguer deux variétés, deux évolutions dans les cellules embryonnaires, aussi bien dans les cellules internes ou digestives que dans les externes ou sensorio-cutanées : les unes, *actives*, formeront les éléments propres, spécifiques, de nos divers organes ; les autres, *passives*, constitueront un revêtement, sous le nom d'épithelium pavimenteux, pour la peau, pour les muqueuses, ainsi que pour tous les conduits glandulaires. Les premières, les cellules *actives* formeront deux espèces d'organes fondamentalement différents comme les deux fonctions fondamentales de la vie, la *nutrition* et la *sensibilité*, savoir : les cellules glandulaires ou *nutritives*, qui ont toutes un rôle dans la nutrition générale et dont l'action est interprétée aujourd'hui comme une *fermentation ;* les autres sont les cellules nerveuses, dites sensitivo-motrices, dont nous verrons que l'action doit être interprétée comme une action mécanique vibratoire dite *sensibilité*.

En résumé, l'ovule se divise en deux nouvelles cellules, celles-ci font de même et ainsi de suite, en sorte que toutes les cellules ont la même origine et le même mécanisme de production par segmentation de la cellule dont elles proviennent. Mais toutes ces cellules se trouvent nécessairement soumises à des influences et à des conditions différentes de développement et d'évolution, d'où résultent des différences dans ces cellules entre elles. Ce sont ces différences, dites *différenciations successives*, qui amènent la formation de cellules de plus en plus différentes, de plus en plus *spéciales* dont se composent les organes ou plutôt dont se composent les parties *actives, spécifiques* des différents organes. En sorte que, en dernière analyse, la formation d'organes aussi différents que l'estomac et le cerveau se ramène simplement à deux séries différentes de différenciations successives de cellules primitivement semblables d'apparence qui, de métamorphoses en métamorphoses, finissent par constituer d'une part, la cellule gastrique ou cellule à pepsine, et, d'autre part, la cellule cérébrale ou cellule à sensibilité.

Développement des tissus.

Lors de la segmentation et de la multiplication des cellules embryonnaires, il se forme de petits espaces entre ces cellules. Ces espaces se remplissent d'une substance amorphe, gélatineuse, sécrétée par les cellules. C'est cette substance qui va devenir le point de départ de la formation des tissus. Un certain nombre de cellules semblent se détacher des autres et s'enfoncer, s'englober dans la substance interstitielle, dans laquelle elles offrent une sorte de mobilité, d'où leur nom de *cellules migratrices*. Certains embryologistes considèrent ces cellules migratrices comme les premières ébauches des globules du sang. En tout cas, le cœur paraît bien résulter de la formation d'une cavité dans la substance interstitielle et les globules du sang constituent bien des cellules migratrices. C'est aux dépens de la substance interstitielle et de cellules migratrices que vont se former tous les tissus de l'organisme : tissu conjonctif, tissu fibreux, tissu élastique, tissu musculaire, tissu cartilagineux, tissu osseux. On peut représenter cette formation, pourtant fort complexe, d'une façon assez commode en disant que les cellules migratrices subissent diverses modifications, des allongements, des aplatissements, qui aboutissent à les transformer en fibres élastiques, fibres fibreuses, fibres musculaires, ou bien prennent des prolongements qui en font les cellules étoilées ou ramifiées du tissu cartilagineux et du tissu osseux En même temps que ces cellules se modifient dans leur forme et leur structure, la substance interstitielle subit également des modifications qui ont pour résultat de la transformer en la gangue interstitielle, généralement amorphe, qui réunit en faisceau les nouvelles fibres : fibres conjonctives, fibres élastiques, fibres musculaires, etc. C'est l'ensemble de ces fibres et de leur gangue interstitielle, formant des faisceaux fibrillaires, qui constitue les tissus proprement dits : tissu conjonctif, tissu fibreux, tissu élastique, tissu musculaire, tissu cartilagineux, tissu osseux. Ces tissus continuent le rôle de substance interstitielle, squelettique, qu'ils tiennent de la substance amorphe primitive dont nous avons parlé à la phase cellulaire. Mais ce rôle de soutien, de charpente, outre qu'il revêt des formes et caractères de plus en plus nettement différenciés suivant les tissus, se complique de plus du rôle d'intermédiaire, du rôle de lien entre les organes actifs, glandulaires ou nerveux, en unissant les fonctions. Qu'il s'agisse, en effet, d'une simple glande, comme une glande sébacée de la peau, ou d'un appareil glandulaire comme une glande salivaire, mammaire ou hépatique, ou qu'il s'agisse d'une cellule nerveuse, d'un ganglion ou d'un centre nerveux, toujours nous retrouvons ce double rôle dans la gangue interstitielle, c'est-à-dire dans les tissus qui forment la charpente de ces organes glandulaires ou nerveux, en établissant un trait d'union. une unification anatomique, d'une part, entre les éléments cellulaires de chaque organe, et, d'autre part, entre les divers organes d'un organisme. Ce qui caractérise les tissus proprement dits, c'est qu'ils sont les mêmes dans les organes différents : par exemple, c'est le même tissu conjonctif, fibreux et musculaire que nous retrouvons dans la tunique de l'estomac, dans l'enveloppe d'une artère ou d'un filet nerveux : le tissu osseux est toujours le tissu osseux. Au contraire, les cellules glandulaires et nerveuses offrent des différences *spéciales*, *spécifiques*, et dans leur *morphologie*, c'est-à-dire dans leurs formes et apparences, et dans leurs *fonctions*. Pour comprendre la formation et la répartition des tissus. c'est-à-dire la formation et la distribution des organes et de tout le corps lui-même, il suffit de considérer que la substance interstitielle doit nécessairement subir une évolution corrélative de celle des cellules dont elle provient : cela nous explique, en effet, que la substance interstitielle, ou plutôt que les tissus interstitiels naissent eux-mêmes en conséquence des différenciations de leurs cellules formatrices. Chaque cellule, ou mieux chaque groupement de cellules, chaque centre de formation d'un organe devient ainsi le point de départ de la formation autour de lui d'un squelette représenté par les divers tissus qui sont formés, répartis et groupés différemment suivant les organes, tout en restant les mêmes dans leur composition tissulaire dite *histologique*. C'est l'ensemble des cellules et de leurs tissus de soutien qui constitue les organes.

Nous pouvons, jusqu'à un certain point, comparer notre corps à une ruche d'abeilles : les éléments actifs, cellulaires, sécrètent les tissus et font notre corps, comme les abeilles sécrètent la cire et bâtissent leur ruche. Si on détruit, si on supprime un ou plusieurs rayons de cette ruche, on voit les abeilles se remettre à la besogne, redoubler d'activité et sécréter à nouveau le miel et refaire de nouveaux rayons pour remplacer ceux qui ont disparu. De même, si un os a été fracturé ou réséqué en partie, on voit se former une prolifération abondante de cellules, dites *embryonnaires*, qui sécrètent de nouveau la substance osseuse ou osséine aux dépens de laquelle va se reformer le cal de la fracture ou l'os nouveau. Il en est de même pour un muscle sectionné dans un traumatisme, ainsi d'ailleurs, suivant des expériences récentes, que pour la plupart de nos tissus, y compris le tissu nerveux. C'est ce qu'on décrit maintenant sous le nom de *régénération tissulaire* ou organique. Ce qui nous intéresse ici, c'est de voir le rôle actif, régénérateur des cellules, dites *embryonnaires*, parce que les faits ainsi constatés deviennent confirmatifs de la théorie du développement embryonnaire des tissus, des organes, c'est-à-dire de l'organisation tout entière. Nous verrons, d'ailleurs, cette théorie confirmée également par l'étude de la nutrition et par l'assimilation de celle-ci à une fermentation.

Développement des organes.

Il nous est facile maintenant de comprendre le développement de nos organes. Le point de départ est toujours dans la multiplication des cellules embryonnaires. Celles-ci, en un point donné, commencent à se différencier et à se multiplier en formant une sorte de bourgeonnement ; autour de celui-ci, au fur et à mesure que les cellules se multiplient, se développe une substance interstitielle qui ne tarde pas à se différencier elle-même et à revêtir les diverses formes du tissu conjonctif et de ses dérivés : fibres élastiques, fibres musculaires lisses, vaisseaux sanguins et lymphatiques, filets nerveux. Cela nous explique comment, d'une part, nos organes semblent se former séparément les uns des autres, comme autant d'*embryons juxtaposés* et comme, d'autre part, ces mêmes organes, nés à l'état pour ainsi dire d'isolement, se trouvent tous réunis, reliés les uns aux autres par cette substance intermédiaire primitivement amorphe, homogène, qui devient peu à peu ce vaste réseau, cette charpente générale qui supporte, soutient et relie nos organes les uns aux autres.

Nous pouvons dire, d'une façon générale, que chaque organe se compose de deux parties bien distinctes : une partie active, propre, spéciale, qui est toujours représentée par des cellules spéciales et une partie passive squelettique, qui est toujours représentée par divers tissus. Chaque espèce de cellules spéciales propres à tel ou tel organe, représente une différenciation, une adaptation spéciale des cellules embryonnaires primitives. Les tissus, au contraire, sont sensiblement les mêmes dans les organes différents. Cela s'explique facilement par la différence fonctionnelle qui varie pour les cellules dans chaque organe, tandis que les tissus de soutien et les faisceaux vasculo-nerveux ont toujours ou à peu près un rôle identique. Dès lors, le développement d'un organe peut se représenter de la façon suivante : une cellule spéciale devient le point de

départ de la formation d'une sorte de bourgeonnement dont elle
occupe le centre ou le sommet : autour, ce tissu intermédiaire
dont nous avons parlé lui forme une enveloppe, un soutien : au fur
et à mesure que le bourgeon pousse, on voit se dessiner une enveloppe ou paroi qui va constituer le canal glandulaire, par exemple,
tandis qu'autour de cette paroi se forment ou plutôt se développent
également par une sorte de bourgeonnement les capillaires et vaisseaux sanguins, les lymphatiques et les filets nerveux.

Le développement de nos organes commence par la formation
de trois canaux pour ainsi dire superposés : le canal digestif, le canal
sanguin et le canal médullaire ou nerveux. C'est par bourgeonnement dans ces trois canaux, soit sous forme d'invagination, soit
sous celle d'évagination que naissent nos divers organes, glandes,
vaisseaux et filets nerveux.

Le premier formé est le canal digestif, et il s'étend d'abord d'une
extrémité à l'autre de l'embryon. Cette disposition se retrouve à
l'état adulte chez les vers inférieurs, comme le lombric, dont toute
l'organisation consiste en un canal central digestif entouré d'une
paroi qui représente le corps dépourvu de tout autre organe. Chez
l'embryon humain, comme chez tous les vertébrés, le canal digestif,
simple et droit primitivement, s'allonge et se renfle, se contourne et
se replie de multiples façons et finit par constituer l'appareil digestif
avec tous ses annexes : estomac, foie, pancréas, tels que nous les
voyons à la naissance chez l'adulte. Le foie et le pancréas, comme
d'ailleurs toutes les glandes de l'appareil digestif, prennent naissance par une invagination de la paroi du canal digestif. C'est
d'abord une simple dépression de cette paroi qui forme une espèce
de diverticule de la cavité intestinale ; ce diverticule s'allonge et se
ramifie comme les branches d'un arbre : la cavité tubulaire ainsi
formée représente les canaux excréteurs de la nouvelle glande ; les
cellules qui revêtent cette paroi en dedans constituent dans les
parties les plus profondes les éléments actifs, spéciaux de la glande,
tandis que les vaisseaux sanguins, les lymphatiques et les filets
nerveux se développent tout autour de la paroi et lui constituent sa
gaine de vaisseaux sanguins et de filets nerveux. Primitivement,
l'appareil de la respiration, les bronches et les poumons, se développent par une invagination semblable de la partie antérieure et
supérieure du canal digestif, ce qui est d'ailleurs en rapport avec

la fonction alimentaire de la respiration, laquelle a pour rôle d'alimenter le sang en oxygène.

Le second canal primitif, le canal médullaire ou nerveux, prend naissance sous la forme d'un léger sillon qui se produit le long de la face dorsale de l'embryon par une invagination du feuillet externe ou cutané : ce sillon s'étend d'une extrémité à l'autre de l'embryon alors allongé en forme de biscuit ou de violon. Ce sillon est important, non seulement parce qu'il représente l'origine du système nerveux central, mais encore parce qu'il est la première ébauche de la division du corps de l'embryon en deux moitiés latérales, symétriques, l'une droite, l'autre gauche. De chaque côté de ce sillon, les deux replis qui le dessinent, se mettent à bourgeonner et s'avancent l'un vers l'autre : ils se rejoignent et transforment le sillon en un canal qui persistera toute la vie, mais sous la forme d'un tout petit canal au centre de la moelle épinière. Les replis latéraux constituent l'ébauche et l'origine des deux moitiés latérales de la moelle épinière, de chaque côté desquelles naîtront et sortiront par autant de bourgeonnements les racines des filets nerveux périphériques.

Le canal médullaire, d'abord terminé en pointes à ses deux extrémités, peut demeurer ainsi à l'état adulte chez certains vertébrés inférieurs, comme l'amphioxus, dépourvus de crâne et de cerveau.

Chez les autres vertébrés, l'extrémité antérieure prend un développement plus considérable que le reste : cette extrémité se renfle et se déprime en deux points : cela la divise en trois segments ou vésicules cérébrales ; la vésicule antérieure persistera sous le nom de ventricule antérieur et se recouvrira par bourgeonnement des deux lobes cérébraux antérieurs ; la vésicule moyenne correspond à un grand sillon du cerveau nommé l'aqueduc de Sylvius ; la vésicule postérieure forme le ventricule du cervelet et se recouvre par bourgeonnement des lobes du cervelet. Ces trois vésicules communiquent ensemble et avec le canal médullaire : en sorte que le cerveau présente un creux ou cavité centrale, irrégulière et inégale, formant ce qu'on appelle les ventricules ; le cerveau représente les parois de ces cavités centrales inégalement épaissies et inégalement réparties, sous le nom de lobes frontaux, pariétaux et occipitaux, lobes du cervelet, bulbe et protubérance annulaire. Ainsi envisagé, le cerveau représente une sorte de bourgeonnement en champignon à l'extrémité antérieure et supérieure de la moelle épinière. Le cerveau, comme la moelle épinière, consiste primitivement en un tube simple. De ce tube naissent par étranglements, invaginations et évaginations, les différentes parties du cerveau et les nerfs périphériques. Ce n'est que par une série nombreuse de métamorphoses que les cellules primitives du feuillet germinatif externe atteignent leur caractère de cellules nerveuses et de fibres nerveuses dont sont composés le cerveau, le cervelet, la moelle épinière, les ganglions nerveux et les nerfs. On peut se représenter le développement du cerveau comme une sorte de bourgeonnement, de végétation luxuriante à l'extrémité antérieure du canal médullaire : ce bourgeonnement pousse en forme de champignon qui s'étale, se replie en manteau et recouvre sa tige primitive qui a subi elle-même un épaississement à sa partie supérieure sous le nom de protubérance annulaire ou de bulbe, lequel marque l'union du cerveau et de la moelle, c'est-à-dire l'union du système nerveux animal ou médullaire et du système nerveux cérébral ou intellectuel. Pour bien comprendre toute la signification de ce développement du cerveau par bourgeonnement, il faut suivre ce développement et cet épanouissement comparativement dans les diverses races animales.

Les vésicules cérébrales sont d'abord disposées de la même façon chez tous les vertébrés ayant un cerveau et un crâne et appelés à cause de cela *crâniotes ;* mais peu à peu elles évoluent différemment dans les divers groupes, au point que plus tard il est bien difficile de reconnaître les parties correspondantes, dites homologues. D'une façon générale, on voit la partie antérieure tendre à dominer sur la postérieure à mesure que l'on remonte l'échelle organique des vertébrés, mais cette prédominance devient tellement caractéristique chez l'homme que le cerveau humain peut facilement être distingué à première vue de tout autre cerveau animal. Nous pouvons donc dire que, dans son développement embryonnaire, le cerveau humain comme le reste de notre organisme, passe par les diverses phases, reproduit les degrés successifs de formation que nous retrouvons dans les diverses espèces animales, mais qu'il se distingue, en fin de compte, de tous les autres par un développement plus considérable portant surtout sur la partie antérieure, sur les deux hémisphères cérébraux. On comprend très bien dès lors que ce développement du cerveau humain peut s'arrêter à l'une quelconque de ses phases dites *animales* et donner lieu à autant de formes anormales, à autant de variétés de monstres ; absence complète de cerveau, comme chez les *anencéphales*, absence d'une partie du cerveau comme chez les hydrocéphales, absence ou arrêt de développement d'un centre, donnant lieu à toutes les variétés de ce que nous appelons les *anormaux* et les *arriérés*.

Enfin, ce mode de développement par bourgeonnement nous explique encore comment la soudure des diverses parties, nerfs, ganglions et centres nerveux ne se fait qu'au moment où le développement va être complet. C'est là un point très important sur lequel nous aurons à revenir quand nous étudierons le développement de l'innervation, en particulier de la sensibilité sensorielle et psychique.

Le troisième canal primitif se développe entre les deux autres, aux dépens de la substance interstitielle. C'est d'abord un organe rectiligne, composé de deux tubes emboîtés, dont chacun formera une des deux moitiés du cœur, le cœur droit pour la petite circulation ou circulation pulmonaire et le cœur gauche pour la grande circulation. A ses deux extrémités, le cœur se continue par les gros troncs vasculaires, formés en même temps que lui.

Chez les organismes inférieurs, le cœur demeure à l'état d'un simple canal ou plutôt d'une espèce d'ampoule contractile plus ou moins allongée et ramifiée ; mais chez les vertébrés, cet organe se différencie de plus en plus nettement et finit par prendre sa forme définitive en se contournant légèrement sur lui-même à sa base, comme on le voit chez l'adulte, ce qui explique le mouvement spécial de tout cet organe qui semble se détordre dans les mouvements de sa pointe. La formation du cœur aux dépens de deux cavités tubulaires emboîtées nous explique la grande variété d'anomalies qui peuvent se former par arrêt de développement dans une ou plusieurs de ses formations : les plus remarquables consistent dans la communication persistante du cœur droit et du cœur gauche, d'où résulte une gêne notable de la circulation et surtout de l'hématose, qui a pour conséquence une teinte générale violette, cyanosée du nouveau-né.

En résumé, chaque organe prend naissance dans un bourgeonnement dont un groupe de cellules embryonnaires représente le centre d'activité. En sorte qu'il y a deux choses dans un organe : il y a la partie *cellulaire* ou partie *active* proprement dite, qui imprime à chaque organe son activité ou fonction propre ; et il y a la partie *tissulaire* ou charpente qui comprend les tissus de charpente ou de soutien proprement dits : tissus conjonctifs, fibreux, élastiques, etc., et le faisceau vasculo-nerveux qui lui fournit ses éléments de nutrition par les vaisseaux sanguins et qui le met en communication avec le reste de l'organisme par les filets nerveux.

Développement de l'Organisme.

De même qu'aucun de nos tissus, qu'aucun de nos organes ne se montre, dès le début de son développement, avec sa forme et ses caractères définitifs, de même notre organisme revêt successivement des formes et des caractères différents qui constituent pour ainsi dire autant de phases successives de son développement et dont chacune a sa représentation dans la nature sous la forme d'une espèce animale. C'est là un point difficile à saisir, si on s'en tient à l'étude seule de l'embryologie humaine, en raison de la rapidité de succession des phases premières, mais, d'autre part, les caractères successivement différents que présente l'embryon humain, suivant ses âges, ne sauraient être interprétés ni compris si on n'avait pas soin de les comparer aux caractères analogues que présentent les divers embryons d'animaux dans la hiérarchie animale.

Au début de son existence individuelle, l'homme est, au même titre que tout autre organisme animal, un ovule, une simple petite cellule produite par la génération sexuée. L'étude de l'embryologie comparée nous montre que toutes les cellules-germes, nommées ovules, présentent les mêmes caractères généraux, procèdent par le même fait initial de segmentation, et que c'est le mode de répartition ou d'agencement des cellules-filles nées de ces segmentations successives qui imprime les premiers caractères différentiels à chaque espèce d'organisme.

Cette phase initiale, commune à tous les embryons, pourrait s'appeler la *phase cellulaire*. On peut en donner une idée assez complète en disant que tous les modes possibles de répartition et d'agencement des cellules-filles nées par segmentation de la cellule germe, se retrouvent dans la nature sous la forme d'un être vivant ou de l'embryon d'un être vivant, puisque nous trouvons au bas de l'échelle organique des êtres uniquement composés de

cellules, les uns représentés par une seule cellule comme le
amibes, les autres par un plus ou moins grand nombre de cellule
disposées des façons les plus diverses, en séries linéaires, sphé
riques, tubulaires, utriculaires, etc. « Chacun de nous, dit Hæcke
dans son *Histoire de la Création naturelle*, page 140, a parcouru
au début de son existence individuelle, la même phase de dévelop
pement par simple segmentation successive de l'ovule féconcé
en 2, 4, 8, 16, 32 cellules. Bien plus l'œuf de mammifère et cett
évolution initiale peuvent indifféremment appartenir à un homme
à un singe, à un chien, à un cheval ou à tout autre mammifèr
placentaire. »

C'est précisément ce caractère commun à tous les organisme
qui rend cette phase cellulaire si instructive, au point de vue d
mécanisme même du développement en général, par l'effet double
ment différenciateur qui découle du changement de volume, d
constitution moléculaire et de rapport des cellules-filles dû à c
simple phénomène de segmentation de l'ovule. En effet, on n
peut admettre que cette segmentation se fait sans impliquer u
changement de volume et de constitution moléculaire dans la cellul
qui se segmente, on ne peut pas davantage méconnaître le chan
gement de rapports qui découlent pour les cellules-filles de c
même fait de segmentation. Or, tout changement doit nécessaire
ment entraîner une conséquence quelconque : c'est ce que nou
appellerons d'une façon générale une *différenciation*. Nous diron
de suite que les changements dont nous venons de parler comm
découlant du fait de la segmentation cellulaire ont pour effet d'en
traîner une double différenciation dans les cellules : différenciatio
physique, constitutive, moléculaire, c'est-à-dire chimique et phy
sique de la cellule elle-même, différenciation *physiologique* o
fonctionnelle de la même cellule. Autrement dit, nous retrouvon
dans l'acte primordial de la vie embryonnaire, dans la segmentatio
de la cellule-ovule sous l'influence de la fécondation, le même fait, l
même effet différenciateur d'organisation et de fonction que nou
retrouverons non seulement dans l'histoire de tout le développe
ment embryonnaire, mais encore dans tous les faits de la vie e
général, depuis les faits de nutrition les plus simples, depuis le
faits de simple excitation, jusqu'aux faits les plus complexes e
les plus élevés des manifestations de l'activité vitale, sous toute

ses formes. Nous pouvons donc prendre ce fait de la segmentation de l'ovule comme le point de départ de l'organisation à la condition de voir dans cette segmentation la première différenciation entre la cellule-ovule et les cellules-filles dites embryonnaires, et de voir dans cette différenciation la cause, ou si on aime mieux, la condition du développement ultérieur. Sans fécondation, l'ovule ne se segmente pas ; sans segmentation de l'ovule, l'embryon ne se développe pas. La segmentation a pour conséquence de transformer l'œuf, organisme élémentaire, *monocellulaire*, en une association de cellules, c'est-à-dire en un organisme *pluricellulaire*. Cette association cellulaire peut se faire de façons différentes. Ce sont précisément ces différences d'agencement réciproque des cellules qui constituent les nombreuses variétés d'organismes ou plutôt de *protoorganismes pluricellulaires* qui sont bien plutôt des *colonies cellulaires*, des *colonies animales* que des organismes proprement dits.

Chez l'homme, cette phase cellulaire est de très courte durée : la différence, l'inégalité de développement des cellules amènent rapidement la formation de la cavité intestinale par invagination d'une partie de la paroi de la sphère embryonnaire ; c'est la phase embryonnaire, appelée par Hæckel la *gastrula*. D'une façon schématique, la gastrula est formée par l'invagination complète, ou plutôt par la cavité résultant de l'invagination, c'est-à-dire du plissement en dedans de toute la moitié de la sphère creuse dont nous avons parlé. Pour s'en faire une idée, il suffit de prendre une balle d'enfant en caoutchouc et d'en déprimer fortement une partie qui rentre pour ainsi dire dans l'autre ; on a alors exactement une cavité interne, dite gastrula, limitée par deux parois adossées : l'une interne ou profonde, constitue ce qu'on appelle le feuillet germinatif interne, l'autre externe, le feuillet germinatif externe. Ces deux feuillets ou parois représentent les deux organes primordiaux et correspondent aux deux fonctions fondamentales de la vie animale : la *nutrition* et la *sensibilité*. A cette phase, l'embryon humain correspond à l'organisation tout à fait rudimentaire des polypiers. En s'allongeant, la cavité interne prend la forme d'un long canal central qui correspond au tube digestif des vers inférieurs chez lesquels l'organisation se compose simplement d'un canal central ou canal digestif, dont la paroi ou enveloppe constitue le corps même du ver, comme le lombric par exemple.

A partir de ce moment, l'organisation se complique rapidement, mais sans que l'embryon humain offre encore rien d'assez particulier pour permettre de le distinguer et de le reconnaître par un simple examen au milieu d'autres embryons de vertébrés supérieurs. Le paragraphe ci-dessous emprunté à Hæckel, démontre ce fait :

« Dans la conformation des embryons de quatre semaines où on ne trouve pas encore la moindre trace de l'animal adulte, nous trouvons des organes extrêmement importants, communs à tous les vertébrés à cette phase de leur développement, mais qui subissent ultérieurement les métamorphoses les plus diverses. Tous, sans aucun doute, nous connaissons les arcs branchiaux des poissons, ces arcs osseux échelonnés au nombre de 3 ou 4, de chaque côté du cou, et supportant les organes respiratoires des poissons, c'est-à-dire cette double série de lames rouges, vulgairement appelées « les ouïes ». Or, ces arcs branchiaux existent dans le principe chez l'homme, chez le chien, chez la poule et la tortue, ainsi que chez tous les autres vertébrés ; ils persistent et deviennent des organes respiratoires chez les poissons ; chez les autres vertébrés, ils entrent dans la constitution de la face et de l'appareil maxillaire en particulier, ou bien dans celle des organes de l'ouïe. » (Hæckel, p. 223-224.)

L'existence chez l'embryon humain de trois replis correspondant aux arcs branchiaux des poissons nous montre donc qu'après la phase vermiforme notre développement atteint la phase pisciforme et devient amphibie avant de prendre les caractères propres aux mammifères. Ces phases successives nous révèlent les différents degrés d'un développement progressif, en même temps qu'elles correspondent aux divers échelons de l'organisation animale en général et aux caractères des divers ordres et familles de mammifères. De même la paléontologie nous montre le même ordre de succession géologiquement : les poissons apparaissent les premiers, puis viennent les amphibies, plus tard les mammifères supérieurs. Ici, l'embryologie et l'anatomie comparée nous aident encore puissamment à comprendre l'histoire de notre propre développement. Mais, à partir du moment où l'embryon a nettement revêtu ses caractères humains, c'est à l'anthropologie, c'est-à-dire à la science de l'homme en général et de telle ou telle race en particulier qu'il faut nous adresser pour avoir ce qu'on appelle les règles ou données du développement normal. Sous ce rapport, en effet, la science nous apprend que, à part des différences relativement peu importantes, suivant les races et les climats, le développement humain se fait normalement par phases successives qui correspondent à ce que nous appelons les âges : *enfance*, souvent divisée en première et seconde enfance, *jeunesse*, *adolescence* et *maturité*. Ces âges correspondent à autant de phases différentes de développement : la première enfance s'étend de la naissance à l'apparition des premières dents de lait, c'est-à-dire jusqu'à 7 à 8 mois environ : cet âge comprend la transformation de l'organisation fœtale en l'organisation infantile par la substitution de la circulation pulmonaire à la circulation placentaire et l'entrée en fonction de la respiration et de l'alimentation. La seconde enfance s'étend de la première dentition à l'établissement de la dentition permanente, c'est-à-dire jusqu'à 7 ans environ. La jeunesse va de la seconde dentition à la puberté et comprend la disparition des organes transitoires : dents de lait, thymus, et l'organisme se rapproche de son développement complet, qu'il atteint avec la puberté et l'âge de l'adolescence.

Développement en volume ou accroissement.
Théorie générale de la nutrition.

Nous avons vu jusqu'ici les grandes lignes schématiques du développement de notre organisme. Mais tout ce développement entraîne une augmentation de volume, une augmentation de la quantité de la matière qui constitue successivement l'embryon, le fœtus, l'enfant, l'adulte. C'est ce qu'on appelle plus spécialement l'accroissement. Celui-ci, comme tout le monde le sait, se fait aux dépens de la matière que chaque organisme emprunte à son milieu sous le nom *d'aliments*. Qu'on l'envisage dans le règne végétal ou dans le règne animal, qu'il s'agisse d'un organisme rudimentaire ou d'un organisme supérieur, l'accroissement organique se ramène toujours, en dernière analyse, à une augmentation de la matière composant cet organisme, et cette augmentation, cet accroissement est la résultante de l'absorption, de l'assimilation, de l'incorporation que constitue la *nutrition*. Autrement dit, tout développement physique, c'est-à-dire tout accroissement en volume se fait par l'assimilation nutritive des aliments venus du dehors aux dépens desquels l'organisme forme, multiplie et entretient ses tissus. Pendant la vie embryonnaire, cette assimilation se fait aux dépens des éléments nutritifs que l'embryon puise directement dans le sang de sa mère au moyen de la circulation placentaire. Après la naissance, les éléments nutritifs proviennent de deux sources différentes : la respiration et l'alimentation. Par la respiration, l'oxygène de l'air est absorbé et fixé par l'hémoglobine du sang. Par son rôle, l'oxygène joue le rôle d'un véritable aliment, car, outre ses fonctions dans les oxydations organiques, dans les sécrétions et dans les fermentations, il entre dans la composition chimique des liquides et des tissus, et, par conséquent, contribue à l'augmentation, c'est-à-dire à l'alimentation de ces derniers.

Par l'alimentation proprement dite, le sang reçoit les autres éléments nutritifs fournis par la digestion. Celle-ci, envisagée dans son ensemble, consiste dans une série de transformations des aliments qui ont pour résultat final de rendre ceux-ci solubles, c'est-à-dire absorbables par les villosités de la muqueuse de l'intestin. Le sang se trouve ainsi chargé de tous les éléments nutritifs empruntés au milieu extérieur. Aussi l'a-t-on justement dénommé le liquide nourricier ou encore mieux le *milieu interne*. Chez l'adulte, en effet, on peut dire que la cavité de l'appareil digestif, estomac et intestin, dans laquelle se fait la digestion, représente un milieu externe par rapport aux tissus qui ont à se nourrir. Ces derniers baignent tous pour ainsi dire dans le sang qui leur constitue leur véritable milieu dans lequel ils plongent et puisent les éléments nutritifs de leur rénovation et de leur entretien. Chez l'embryon, la digestion n'existe pas : l'embryon reçoit du sang de la mère les éléments nutritifs à l'état assimilable. Certains organismes inférieurs sont dépourvus d'appareil digestif et la nutrition ne s'en fait pas moins. Il est important de se rappeler ces particularités, car elles nous aident à comprendre que l'alimentation et les actes successifs des diverses digestions ne constituent qu'une phase préparatoire à l'acte essentiel de la nutrition. La nutrition est le fait vital par excellence : tout ce qui vit se nourrit et nous pouvons dire que le taux de la nutrition marque le taux de la vitalité. La nutrition comprend deux phases ou deux actes : l'assimilation et la désassimilation. La première, l'assimilation, transforme la matière étrangère, la matière alimentaire en matière organisée semblable à la matière de l'organisme qui se nourrit. La nutrition entraîne ainsi une augmentation dans la quantité de matière d'un organisme, et cette augmentation constitue précisément ce qu'on appelle l'accroissement, le développement, quand il y a prépondérance de cette première phase l'assimilation sur la seconde, la désassimilation. L'assimilation se fait par un mécanisme analogue à la combinaison chimique, en ce qu'elle semble être une sorte de combinaison, par incorporation moléculaire, de la matière alimentaire avec la substance même de l'organisme, mais en réalité, l'assimilation constitue un phénomène beaucoup plus compliqué que la combinaison chimique : c'est un phénomène complexe qui résulte en même temps de faits physiques comme la dialyse, l'osmose et l'endosmose, de faits chimiques qui résultent des affinités ou proprié-

tés électives des substances chimiques mises en présence les unes
des autres, ou mieux de ce qu'on appelle aujourd'hui une *fermentation*, expression qui a l'avantage de mieux exprimer que le fait
de la nutrition n'est pas simplement un fait physico-chimique,
mais bien un fait *organique*, un fait biologique, conditionné,
engendré par *l'organisation* dont il est la manifestation en même
temps que la résultante. Supprimer l'organisation dans le fait de
la nutrition, c'est supprimer celle-ci, car c'est la réduire à un
simple fait chimique.

Nous avons vu que le meilleur moyen de comprendre le développement de l'embryon humain, est d'étudier d'abord le développement plus simple des êtres inférieurs. De même, l'étude du phénomène si complexe de la nutrition nous semble singulièrement facil-
lité par l'étude préalable de la fonction nutritive chez les êtres
inférieurs, mono ou pluricellulaires, chez lesquels la fonction
vitale, la nutrition, constitue ce que nous appelons une fermentation. Rappelons à ce propos que le point de départ des belles et
immortelles découvertes de Pasteur a précisément été l'étude, l'analyse du phénomène de la *fermentation*. C'est à la recherche, c'est
à la culture séparée des différentes espèces de *ferments* que nous
devons une connaissance plus approfondie, une meilleure compréhension des phénomènes de la vie.

Un premier point que nous devons noter, c'est que chaque ferment a besoin pour fonctionner d'un milieu fermentescible propre,
dit *milieu de culture*, comme chaque être vivant a besoin pour
vivre d'un milieu approprié dans lequel il puisse vivre, dans lequel
il puisse trouver les aliments dont il se nourrit, et les conditions
générales de température, d'humidité, etc., qui lui permettent de
vivre.

Ceci entendu, examinons successivement la fermentation acétique, vinique, lactique, levurique, etc.

Pour la fermentation acétique, le milieu de culture convenable
se compose de :

Eau de levure bouillie. . . . . . 100 parties.
Acide acétique cristallisable. . . .   1,6 —
Alcool.   4   —

Le ferment nous est fourni par de petites cellules microscopiques étranglées en leur milieu, réunies en chapelets, qui se développent à la surface du vin spontanément aigri à l'air. Ces petites cellules ne vivent bien qu'à la surface et s'y reproduisent avec une telle rapidité, qu'en 24 heures il peut s'en former 300 milliards par mètre carré.

Prenons, avec une baguette flambée, et à la surface, une goutte de vin aigri et transportons-la sur le liquide précédent renfermé dans une fiole à tubulure Fermons cette fiole avec un bouchon traversé par un tube de verre recourbé, plongeant dans une cuvette à mercure, recouverte d'un ballon renversé, et abandonnons le tout à 25 ou 30°. Au bout de peu de jours, un voile blanchâtre s'est formé à la surface de la liqueur ; en même temps le mercure monte dans le tube latéral, indiquant ainsi que le vide s'est produit, parce qu'une partie de l'air de la fiole a été absorbé. Quand la fermentation paraît terminée, on trouve que l'oxygène a complètement disparu, que l'azote seul persiste, mélangé à 1 ou à 1,5 d'acide carbonique, et que l'alcool a notablement diminué dans la liqueur ; une partie de cet alcool a été oxydé, c'est-à-dire qu'il a absorbé de l'oxygène et s'est trouvé par là même transformé en acide acétique ; une autre partie a été utilisée pour construire de nouvelles cellules-ferments qui pullulent à la surface du liquide et forment un voile blanchâtre constitué par des milliards de cellules. C'est là un exemple de nutrition très simple, avec un aliment presque unique, l'alcool. Cependant il nous est facile d'y retrouver les trois choses principales de notre propre nutrition : la respiration qui est représentée ici par l'absorption d'oxygène pour oxyder, pour transformer l'alcool ; l'assimilation qui est la transformation d'une partie de l'alcool et de l'oxygène en la substance même du ferment, puisque nous voyons augmenter le nombre des cellules et se former un voile blanchâtre ; la désassimilation sous la forme d'acide acétique, qui est le produit, le résultat de la nutrition ou mieux de la fermentation, c'est-à-dire le produit de l'activité vitale du micro-organisme.

Prenons maintenant une goutte de lait fermenté, de lait aigri, et transportons cette goutte dans une solution de sucre de raisin additionné d'un peu de phosphate d'ammoniaque et de quelques éléments minéraux, tels que des cendres de levure de bière mêlées d'un excès de craie, on verra se produire au fond de la liqueur un dépôt grisâtre, un peu visqueux, constitué par de petits articles étranglés en leur milieu de 1 mm. formant des chapelets ou amas. Aussitôt la liqueur devient acide par la production d'acide lactique. Cette acidité enrayerait peu à peu la fermentation, si l'acide lactique n'était saturé au fur et à mesure de sa formation par la craie ajoutée à la liqueur. Le même fait peut se produire avec tous les sucres aptes à subir la fermentation alcoolique. Le travail consiste en une transformation du sucre à peu près poids pour poids, en acide lactique, par un simple dédoublement moléculaire suivant l'équation :

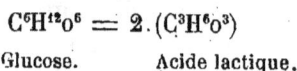

$$C^6H^{12}O^6 = 2.(C^3H^6O^3)$$
Glucose.   Acide lactique.

Ici nous retrouvons encore le phénomène de la nutrition, mais avec une importante différence : le ferment se nourrit de sucres fermentescibles et d'un peu d'oxygène, c'est-à-dire qu'il les transforme en matière albuminoïde qui constitue sa propre substance, mais, sauf la très petite quantité qu'il assimile et *organise* pour reproduire ses cellules, il ne fait que dédoubler les sucres en un poids presque égal d'acide lactique que l'on retrouve dans les liqueurs.

Ces deux exemples nous montrent clairement comment la matière nutritive dite *alimentaire*, se trouve transformée par l'activité d'un ferment, en une matière toute différente, toute nouvelle, qui devient la substance même de l'organisme qui s'en nourrit en se l'incorporant, en se l'assimilant. Mais nous verrons encore bien mieux cela avec le travail de la levure de bière des brasseries.

Prenons un peu de cette levure à l'état frais et enfermons-la dans un gros tube de verre exactement fermé par un nouet de papier parchemin ficelé autour du tube. Plongeons ce tube ainsi fermé dans un vase à grosse tubulure, rempli d'une solution à 16 ou 20 pour cent de sucre de canne très pur. Bouchons notre premier tube avec un bouchon, au travers duquel passe un petit tube en verre coudé, allant plonger sous un autre tube à éprouvette renversé sur du mercure. Faisons la même disposition pour le flacon à tubulure. Au bout de quelques heures on voit le mercure descendre dans la première éprouvette par l'effet d'un gaz qui s'est dégagé dans le tube contenant la levure : c'est de l'acide carbonique pur. Au contraire rien ne se produit dans l'autre éprouvette : c'est donc qu'il ne se dégage pas de gaz dans le flacon rempli de la solution sucrée. Voici ce qui s'est passé. Le liquide sucré du flacon a traversé par dialyse le papier de parchemin qui ferme le tube contenant la levure. Celle-ci ne peut en faire autant dans le sens opposé ; elle doit donc rester dans le tube. Le sucre mis en contact avec la levure est changé en partie en alcool et en acide carbonique, en partie en un produit soluble nommé *invertine*, qui est lui-même un ferment, mais un *ferment soluble* produit, sécrété par la levure. Grâce à sa solubilité, ce nouveau ferment passe par dialyse à travers la membrane de parchemin et vient agir sur le sucre de canne qu'il dédouble en glycose et en lévulose, en fixant une molécule d'eau suivant la formule :

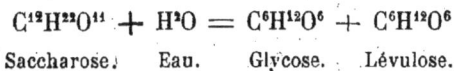

$$C^{12}H^{22}O^{11} + H^2O = C^6H^{12}O^6 + C^6H^{12}O^6$$

Saccharose.   Eau.   Glycose.   Lévulose.

Dans cette expérience, nous voyons intervenir le phénomène purement physique, tout mécanique, de la *dialyse* qui a pour effet de mettre en contact un liquide fermentescible avec son ferment. De plus, ce ferment, outre son action propre qui est la fermentation alcoolique, produit, sécrète un nouveau ferment, soluble. l'*invertine*, qui, à son tour, agit sur la matière sucrée pour la dédoubler en deux produits nouveaux, similaires, directement fermentescibles, la glycose et la lévulose.

Il faut noter cette production d'un ferment soluble par un ferment figuré, car les ferments solubles jouent maintenant un rôle excessivement important en médecine. Nous aurons à y revenir tout à l'heure à propos de la nutrition et des troubles ou maladies de la croissance.

L'expérience dont nous venons de parler est faite de façon à ce que la levure agisse en l'absence ou presque en l'absence de l'air. Si nous la faisons agir dans un milieu sans cesse aéré, son mode de fonctionnement va changer : la levure se développe en paquets rameux, vivaces, bourgeonnants, au point que son propre poids à l'état sec sera de 250 grammes pour 1.000 grammes de sucre disparu. Mais elle ne formera plus, ou pour ainsi dire plus, d'alcool aux dépens du sucre : celui-ci oxydé par une respiration puissante, sera transformé pour les 3/4 en matières hydrocarbonées, grasses et albuminoïdes dont se composent, dont se construisent les cellules nouvelles de la levure. C'est bien là un exemple de nutrition et de reproduction cellulaire d'une remarquable activité. Mais ce n'est pas tout ; c'est aussi un exemple d'assimilation, c'est-à-dire d'*organification* de matières minérales, inorganiques, comme l'azote, le phosphore, le soufre, qui sont empruntées au bouillon de culture et incorporées dans les matières protéiques ou albuminoïdes qui constituent les petits organismes cellulaires de la levure. Dans ce travail, la levure consomme en une heure environ le huitième de son poids d'oxygène, c'est-à-dire 284 fois plus environ qu'un homme éveillé, au repos, dans le même temps et pour le même poids.

Ces expériences nous montrent plusieurs choses importantes à noter. C'est d'abord qu'un même organisme, une même cellule, peut vivre dans des conditions fort différentes et manifester une activité également fort différente suivant ces conditions. Lorsque la levure vit dans un milieu bien oxygéné, elle brûle les 3/4 du sucre qu'on lui présente, fabrique des substances albuminoïdes et se multiplie rapidement. Si, au contraire, elle est privée d'air, elle ne fait plus que dédoubler 95 0/0 environ du sucre primitif en alcool et acide carbonique, et se multiplie en très petite proportion. Dans le premier cas, on peut dire qu'il y a relativement excès de vitalité et insuffisance dans le second. C'est un peu ce qui se passe en nous suivant les conditions hygiéniques d'aération dans lesquelles nous vivons. Quand nous vivons dans un milieu bien aéré, nos globules du sang se chargent abondamment d'oxygène, nos tissus ou plutôt nos ferments trouvent dans le sang l'oxygène dont ils ont besoin pour transformer, pour assimiler les aliments et manifestent en conséquence une suractivité qui se traduit par plus d'énergie vitale, plus de bien-être, plus de santé. Tout se tient, en effet, dans ces phénomènes de fermentation, l'oxygène entraîne une oxydation, c'est-à-dire une combustion plus complète du sucre : il en résulte la mise en disponibilité d'une grande partie de l'énergie latente de combinaison de ce sucre ; cette énergie se trouve utilisée à fabriquer des matières albuminoïdes et à multiplier le ferment. En sorte que, par le fait même que le ferment fonctionne dans de meilleures conditions d'aération, il se crée à lui-même une plus grande somme d'énergie et cet excès de vitalité se traduit par sa propre multiplication en même temps que par sa plus grande productivité. C'est encore exactement ce qui se passe en nous par l'effet des bonnes conditions d'hygiène, et il est facile de comprendre toutes les conséquences que peuvent entraîner des différences marquées dans ces conditions d'hygiène ou de milieu, lorsque ces conditions se trouvent indéfiniment prolongées, non seulement pour un individu, mais pour toute sa race. Enfin, lorsque la fermentation se fait à l'aide de l'oxygène, elle ne donne comme résidus que des matières inertes, non nuisibles, de l'eau et de l'acide carbonique. Au contraire, lorsqu'elle se fait avec un manque d'oxygène, la fermentation engendre des résidus insuffisamment oxydés, qui, dans notre organisme, deviennent des espèces de poisons et engendrent des troubles variés, depuis de simples malaises, des fatigues inaccoutumées, jusqu'aux maladies souvent fort graves décrites maintenant sous le nom d'*autointoxications*, c'est-à-dire de maladies produites par un mauvais fonctionnement de l'organisme qui s'empoisonne lui-même.

Le genre de fermentation que nous venons d'étudier constitue ce qu'on appelle la fermentation *aérobie*, parce que les ferments vivent dans l'air, dans l'oxygène; il y en a une autre qu'on nomme la fermentation *anaérobie*, parce que les ferments ne peuvent vivre qu'à l'abri de l'air, en l'absence d'oxygène. Le ferment butyrique appartient à ce genre de fermentation. C'est un petit organisme, formé de bâtonnets très agiles, qui apparaissent dans les liquides albuminoïdes, et en particulier dans le lait après qu'il a subi la fermentation lactique et que tout l'oxygène a disparu. La fermentation anaérobie pourrait s'appeler la fermentation de la décomposition putride de la matière vivante. C'est elle qui s'empare de nos tissus et en amène la désorganisation dans les maladies dites *infectieuses*, dès que l'oxygène a disparu.

Sans nous appesantir davantage sur le phénomène fort complexe de la fermentation, nous pouvons dire que c'est actuellement la fermentation qui paraît le mieux nous expliquer et nous faire comprendre la nutrition et l'activité même de la vie. Nous savons depuis longtemps que les phases diverses de la digestion sont manifestement des fermentations. Les remarquables travaux de Brown-Séquard sur ce qu'il a appelé les sécrétions internes, les effets bien établis aujourd'hui de ces sécrétions sur la nutrition générale, les caractères et les analogies d'action de ces mêmes sécrétions avec les caractères et les modes d'action des ferments solubles, les phénomènes les plus intimes de la nutrition éclairés par les découvertes les plus récentes de la chimie biologique, ont amené les savants à considérer de plus en plus les transformations et mutations de la matière alimentaire nutritive, en la matière organisée, vivante, des tissus comme l'effet de séries de fermentation qui s'enchaînent les unes aux autres, s'entretenant réciproquement en se fournissant leurs aliments propres, spéciaux, dits matières fermentescibles. Chaque fermentation, en effet, a un triple résultat : elle transforme sa matière fermentescible ou aliment : 1o en sa propre substance du ferment qui se nourrit et se multiplie ; 2o en un résidu ou produit fermenté ; 3o en un nouveau produit fermentescible, lequel est quelquefois lui-même un ferment, mais un ferment soluble. C'est surtout la notion de ces ferments solubles qui est importante dans l'interprétation que nous pouvons maintenant nous donner des phénomènes les plus intimes, les plus obscurs de la vitalité. Ce double caractère de solubilité et de ferment nous fait entrevoir, en effet, comment ces ferments solubles, non seulement circulent avec le sang et peuvent ainsi atteindre tous les tissus de l'organisme, mais encore pénétrer ceux-ci par endosmose et agir dans l'intimité des cellules pour transformer le contenu de celles-ci. Si nous nous rappelons que toutes les transformations chimiques par fermentation ont pour conséquence de mettre en liberté une certaine quantité d'énergie, c'est-à-dire de force, de chaleur, d'électricité, etc., nous comprenons du même coup l'action transformatrice, organifiante, c'est-à-dire nutritive, et dynamogénique, c'est-à-dire vivifiante, fortifiante, de toutes les fermentations qui constituent la vie cellulaire ainsi que la vie physiologique.

Dès lors, en effet, nous voyons que les cellules de notre organisme, envisagées comme autant de ferments, travaillent, c'est-à-dire opèrent des fermentations dont les produits sont déversés dans le sang qui se trouve ainsi représenter une sorte de bouillon de culture ou de fermentation extraordinairement complexe dans lequel chaque ferment puise sa matière fermentescible, déverse son produit fermenté et le ferment soluble s'il en sécrète. D'où l'importance capitale de l'état du sang, mais d'où, en même temps, cette conclusion que l'état du sang dépend *normalement* de l'état de fonctionnement normal ou anormal des cellules-ferments de l'organisme. C'est la confirmation de ce qu'on appelle la théorie de la *Physiologie cellulaire* qui a remplacé maintenant l'ancienne théorie dite *Physiologique*. Toutefois il ne faut pas être absolu ni rejeter complètement le rôle du physiologisme dans la vitalité, car des faits nombreux ne paraissent pas pouvoir s'expliquer autrement que par l'intervention nerveuse : tels sont par exemple tous les faits dits *d'action trophique*, c'est-à-dire nutritive, due aux agents physiques : lumière, calorique, etc. D'ailleurs nous avons vu que toute fermentation est *conditionnée* par des conditions physiques de milieu : humidité, température, présence ou absence de corps favorables ou nuisibles à la fermentation. Cela seul nous montre déjà pourquoi les conditions de milieu, c'est-à-dire les conditions *hygiéniques* agissent sur notre vitalité, pourquoi et en même temps comment, certains éléments chimiques, dits poisons, ou vivants, dits virus, vaccins, introduits accidentellement dans le sang, peuvent troubler, altérer les fermentations normales, leur substituer des fermentations anormales et provoquer les diverses maladies toxiques, infectieuses ou neutraliser les facteurs de ces dernières en produisant ce qu'on appelle l'*immunisation* par les vaccins et les sérums.

Ce ne sont plus là des vues théoriques, mais bien des conceptions justifiées, démontrées, par les faits et les résultats. Nous ne pouvons évidemment passer en revue toutes les applications de cette théorie nouvelle de la nutrition, c'est-à-dire de la vie. Mais il en est une si importante au point de vue qui nous occupe que nous ne pouvons pas ne pas vous en dire quelques mots. C'est la sécrétion du corps thyroïde dont la fonction était restée ignorée jusque dans ces derniers temps. Aujourd'hui il est bien démontré que cet organe sécrète un ferment spécial, appelé *thyroïdien*, qui joue un rôle tout à fait remarquable sur le développement général et sur la croissance de l'organisme. L'altération, le manque de ce ferment dans un organisme entraîne un arrêt général de la croissance qui laisse l'organisme, selon l'âge du sujet frappé, à l'état fœtal, infantile ou juvénile. Ce qui caractérise cet arrêt de croissance spécial à la privation du ferment thyroïdien, c'est qu'il s'accompagne de caractères pathologiques surajoutés qui sont absolument les mêmes que ceux observés chez les adultes auxquels une opération chirurgicale a enlevé le corps thyroïde ou ceux chez lesquels une dégénérescence pathologique de cette glande a amené les phénomènes d'intoxication thyréoprive : état élastique de la peau qui est infiltrée, épaissie, sous le nom de myxœdème ; obésité, déformations rachitiques, altération des poils et des ongles, devenus secs, cassants, lenteur des mouvements et apathie de l'intelligence.

Nous avons là, avec un seul organe, la démonstration pour ainsi dire de tous les points fondamentaux de la nutrition et de l'accroissement : rôle spécial de certains ferments sur la nutrition générale et le développement total de l'organisme ; influence de ces ferments sur les autres, c'est-à-dire étroite dépendance des diverses fermentations dont l'ensemble représente l'activité biologique et dont la solidarisation entraîne l'unité, l'harmonie fonctionnelle qui constitue l'individualité physiologique. Bien plus, l'observation des cas pathologiques d'arrêt de développement dus à la privation du ferment thyroïdien nous montre de plus un parallélisme étroit entre l'arrêt dans le développement physique et l'arrêt similaire dans le développement intellectuel. Par exemple, lorsque l'arrêt de développement a sa cause dès la période embryonnaire, on a alors ce que Bourneville a décrit sous le nom de myxœdème congénital en montrant, à juste raison, que les idiots qui en résultent doivent être séparés des idiots vulgaires : ce sont des arriérés, des infantiles et des malades : ils sont arriérés par leur développement qui ne se fait pas : à 20 ans, ils ont 1 m., 1 m. 10 de hauteur, parfois ils n'atteignent pas 0 m. 80 ; malgré l'infiltration mucoïde de leurs tissus, ils ne pèsent pas plus d'une vingtaine de kilos.

Ils sont infantiles par les proportions des divers segments des membres qui restent ce qu'elles sont dans la première enfance : tête grosse, thorax peu développé, abdomen proéminent, membres courts relativement au tronc ; milieu de la hauteur tombant vers l'ombilic comme chez le nouveau-né au lieu de tomber au pubis comme chez l'adulte.

De même au point de vue intellectuel : arrêt complet de développement ; l'idiotie est parfois absolue ; l'enfant apprend à peine à dire quelques paroles. Il reste avec la cérébralité d'un nouveau-né et ne fait aucune acquisition intellectuelle.

Si la privation du ferment thyroïdien survient plus tard, on a alors le myxœdème infantile ou juvénile suivant l'âge auquel se produit l'arrêt : les sujets continuent à vivre et à vieillir, mais en conservant les caractères physiques et intellectuels propres à l'âge auquel ils ont été frappés.

Ce sont des malades, car la seule chose qui peut les améliorer c'est le traitement thyroïdien. Ici la pédagogie doit céder le pas à la thérapeutique : il faut suppléer au manque de ferment thyroïdien par l'administration thérapeutique de ce ferment soit sous la forme de glande thyroïde d'animaux soit sous la forme d'extrait artificiel du ferment thyroïdien appelé thyroïdine.

A ces retardataires thyroïdiens ou thyréoprives, nous pouvons ajouter d'autres anormaux de la croissance que le docteur Appert propose si justement d'appeler *retardataires* afin de les distinguer des arrêts de développement embryonnaire qui constituent des *malformations* ou *monstruosités congénitales* incurables. Chez les retardataires, au contraire, le développement peut reprendre à un moment donné et se compléter.

Le développement humain, comme nous avons cherché à vous le faire comprendre, ne consiste pas seulement dans une augmentation de volume, mais dans des modifications de forme, de volume, de proportions relatives et même de constitution anatomo-physiologique suivant les âges. « Tout le monde sait que le jeune enfant, le bébé, a une tête relativement grosse, des membres relativement courts. Les rapports de ces différentes parties se modifient dans la suite, selon un processus, toujours le même, sauf anomalie. Non seulement la forme et les différentes parties du corps se modifient, mais encore de nouvelles parties apparaissent. Les dents poussent une première fois, puis tombent et sont remplacées par d'autres. Le développement de la barbe chez le jeune homme, l'accroissement des mamelles chez la jeune fille sont également des phénomènes qui font partie de la croissance normale. »

Si l'accroissement du corps est trop lent à se faire, si les modifications relatives des parties constituantes de l'organisme ne s'effectuent pas selon la règle, si les organes nouveaux : dents, poils, etc., tardent à apparaître ou n'apparaisssent pas, nous sommes en droit de dire que la croissance est retardée, que l'enfant est arriéré au point de vue *physique*. « Le développement *fonctionnel* est corrélatif du développement physique ; la physiologie se modifie en même temps que la morphologie ; l'alimentation de l'adulte n'est plus celle qui convenait au jeune enfant ; le temps de sommeil dont se contente l'adulte serait loin de suffire au nouveau-né. L'établissement des règles chez la femme, celui de la sécrétion spermatique chez l'homme sont encore des phénomènes de développement physiologique en corrélation intime avec le développement morphologique des organes correspondants et avec le développement de l'organisme tout entier. Le retard dans l'apparition des phénomènes physiologiques traduit en somme un retard dans le développement physique.

« Le développement *intellectuel* suit en partie le développement organique ; certains sujets peuvent conserver, à un âge avancé, non seulement un corps d'enfant, mais encore un cerveau d'enfant ; non seulement un développement physique inférieur à celui de leur âge, mais encore une intelligence incapable d'acquérir l'expérience et le sérieux qui distinguent les raisonnements d'un adulte de ceux d'un enfant. En général, en effet, chez les enfants retardataires, c'est la totalité de l'organisme qui se développe mal. Développement physique et développement intellectuel sont parallèlement ralentis. S'il en est autrement dans certains cas, c'est que des éléments surajoutés interviennent. Dans le premier cas, le sujet est resté un enfant à tous les points de vue : il a un esprit d'enfant et un corps d'enfant ; ce sont les retardataires si justement dénommés les infantiles par Lasègue » (1). A côté de ces infantiles purs, nous devons placer les infantiles avec *obésité* qu'il ne faut pas confondre avec les retardataires avec myxœdème dont nous avons déjà parlé. Nous pouvons encore signaler les retardés avec gigantisme, féminisme, virilisme, sénilisme, ainsi que les retardés avec malformations physiques diverses, dites stigmates de dégénérescence, et enfin les retardés au point de vue intellectuel, ou arriérés au sens des aliénistes, les imbéciles et les idiots.

(1) *Les Enfants retardataires*, par le Dr Appert. Paris, Baillière.

Développement fonctionnel ou physiologique.
Innervation.
Théorie générale de la sensibilité trophique, sensorielle
psychique.

L'étude du développement embryonnaire nous a montré que la
première trace de ce qu'on peut appeler un organisme, est caractérisée par la formation de la *gastrula* parce que c'est la première
différenciation des cellules embryonnaires en couches ou feuillets
différents par leur situation respective comme par leurs fonctions.
Des deux feuillets, en effet, l'un *interne*, dit digestif, préside à la
fonction de l'alimentation, l'autre *externe* ou sensorio-cutané, préside aux fonctions de relation avec l'extérieur, avec le milieu, avec
les ambiances.

Chez les organismes inférieurs, rudimentaires, ces deux ordres
de fonctions sont aussi rudimentaires que les organes qui les remplissent. Pour ce qui concerne les fonctions du feuillet externe sensorio-cutané, il est clair que chez les êtres inférieurs dépourvus d'organes des sens et de système nerveux, les rapports avec l'extérieur,
avec les ambiances, sont relativement vagues, en ce sens qu'ils ne
sont point différenciés par des organes spéciaux comme nous le
voyons chez les organismes supérieurs. Pourtant, quelque vagues
que soient ces rapports, ils existent et ils deviennent manifestement
la cause déterminante des caractères spéciaux que nous voyons
revêtir par le feuillet externe ou revêtement cutané. Par exemple,
chez l'éponge calcaire, les cellules de la surface externe de ce petit
organisme produisent des cils vibratiles qui président à la locomotion de ce petit être dans l'eau où il vit. Chez d'autres organismes
on voit se développer des organes de locomotion mieux caractérisés et surtout des organes de sensibilité aux contacts et aux agents
physiques extérieurs. C'est ainsi qu'apparaissent les divers organes

des sens. Ceux-ci sont d'abord mal caractérisés, mal différenciés : on comprend que ces organes rudimentaires, incomplètement développés, insuffisamment spécialisés, c'est-à-dire insuffisamment adaptés à leurs fonctions propres, ne donnent que des sensations ou plutôt de simples excitations, vagues, mal déterminées et surtout mal différenciées les unes des autres. Il nous est impossible d'une part de supposer que des organes rudimentaires, comme les yeux incomplètement caractérisés des organismes inférieurs puissent percevoir des sensations distinctes de lumière comme nos propres yeux, et, à plus forte raison distinguer des lumières différentes, des couleurs et des formes. Il ne nous est pas moins tout aussi impossible, d'autre part, de refuser d'admettre que ces yeux rudimentaires représentent cependant une forme rudimentaire de vision. Il en est de même de la sensibilité aux divers contacts, aux divers agents physiques : évidemment la sensibilité des téguments chez les organismes inférieurs est loin d'être la même que notre propre sensibilité du toucher avec toutes ses variantes ; cependant nous ne pouvons pas ne pas y voir le rudiment, l'ébauche de ce que nous appelons notre sensibilité à tout ce qui nous entoure, à tout ce qui peut agir sur notre organisme en provoquant ce que nous appelons une excitation et sa réaction réflexe. Nous verrons plus tard que chez le nouveau-né la sensibilité présente d'abord ce même caractère vague, indifférencié ; et que c'est par l'effet de leurs propres répétitions que des excitations différentes arrivent à s'imprimer dans l'organisme sous la forme de sensations différentes, spéciales.

Cela nous semble tout naturel, tout simple, parce que nous nous disons que chaque organe des sens, l'œil, l'oreille, doit naturellement recevoir et emmagasiner les excitations spéciales de la lumière ou du son, pour lesquels il est adapté, organisé. Mais, en réalité, pour bien comprendre toute la signification de cette particularité, de cette différenciation de nos organes sensoriels, il faut nous reporter à l'origine même du développement du système nerveux et de la fonction d'innervation ou de la sensibilité.

A l'origine, avons-nous dit, il n'y a que deux fonctions : l'une d'alimentation ou de *nutrition,* l'autre de relation ou de *sensibilité.* Nous pouvons, en effet, retrouver les rudiments, les germes de ces deux fonctions, même chez les organismes les plus inférieurs, les plus rudimentaires comme les monères de Hœckel qui ne sont que de petits grumeaux d'albumine, n'ayant même pas encore atteint l'organisation cellulaire.

Ce sont des grumeaux vivants qui sont manifestement irritables aux contacts divers auxquels on peut les soumettre, comme le prouvent les mouvements de déplacement et les déformations diverses de leur petite masse qui s'allonge, s'étire et se rétracte comme si elle avait de véritables membres à déployer et à replier pour se mouvoir. Or, l'analyse de ce simple fait nous fait reconnaître chez ces simples grumeaux vivants les deux caractères fondamentaux, généraux, que nous retrouverons dans la fonction nerveuse, dans la sensibilité, savoir : l'excitation nommée ici *irritabilité*, et la réaction motrice ou le *réflexe* qui consiste ici dans ce qu'on appelle un *mouvement sarcodique*, c'est-à-dire une simple rétractilité.

Chez les méduses qui sont les organismes les plus inférieurs chez lesquels on observe un système nerveux, on retrouve la plus grande analogie avec ce qui se passe chez les monères, les amibes et en général, chez tous les protozoaires dépourvus de système nerveux. La seule différence, en effet, est que l'irritation mécanique, au lieu d'être transmise directement à la masse totale du petit organisme est reçue, canalisée pour ainsi dire, par des ganglions nerveux simples répartis sur tout le bord de l'animal. Ils reçoivent ainsi toute irritation, c'est-à-dire toute excitation qui provient sur n'importe quelle partie de l'organisme et ils répondent tous de la même façon, par la contraction simultanée de tout le tissu musculaire du corps étalé en une seule couche continue.

Nous avons là, dès le début de l'innervation, les deux caractéristiques de ce qu'on appelle un réflexe : une excitation et une réaction motrice. Le développement de la fonction d'innervation ou de sensibilité amènera une complexité plus ou moins grande dans les faits mais on retrouvera toujours ces deux choses : excitation et réaction. Nous pouvons même ajouter que tout le développement de l'innervation ne consistera que dans une double sériation de différenciations, d'adaptations et de spécialisations d'une part de l'excitation, d'où la formation d'organes de plus en plus spécialisés pour chaque genre d'excitation que nous appelons nos organes sensoriels, et d'autre part, de la réaction qui restera motrice proprement dite ou deviendra trophique, c'est-à-dire nutritive, ou cérébrale, c'est-à-dire intellectuelle ou morale.

Le premier échelon dans la complication du réflexe total dont nous venons de parler, nous est présenté par les astéries ou étoiles de mer, animaux plus élevés que les méduses dans l'échelle organique et qui possèdent un système neuro-musculaire mieux développé, plus différencié. Ces animaux possèdent cinq rayons disposés en cercle : à la base de chaque rayon se trouve un ganglion nerveux, relié aux ganglions voisins, en sorte que les cinq ganglions forment un anneau à la base des rayons. Chaque rayon possède son muscle ou plutôt sa couche musculaire comme il possède son propre ganglion nerveux. Si on sépare un rayon du reste du corps, ce rayon se comporte comme la méduse de tout à l'heure, c'est-à-dire qu'il se déplace en totalité : il s'écarte si on cherche à lui faire du mal, il se dirige vers la lumière, même le long de surfaces verticales, il se remet sur la surface ventrale lorsqu'on l'a renversé sur le dos. Si on opère sur l'animal entier et qu'on excite un rayon, tous les rayons coopéreront à éloigner l'animal ; mais si deux rayons opposés sont irrités simultanément, l'astérie s'éloignera selon la direction perpendiculaire à la ligne passant par les deux points irrités. Plus élégamment encore chez les oursins (qui anatomiquement sont des astéries dont les rayons se sont recourbés sur eux-mêmes, puis soudés et habillés de calcaire pour former une boîte rigide), si l'on applique deux excitations équivalentes, simultanément à deux points quelconques du corps, la direction suivant laquelle s'opérera la retraite du corps sera la diagonale entre ces deux points ; si l'on irrite simultanément plusieurs points, un effet neutralise l'autre et l'animal tourne sur son axe vertical ; si on lèse l'animal sur tout le pourtour de son équateur, le même effet se produit ; mais si la zone lésée est plus large d'un côté que de l'autre, l'animal fuit *le côté d'où lui vient le plus grand ma'*, c'est-à-dire la plus forte excitation. Chez ces animaux la distribution géométrique du système nerveux nous permet d'expérimenter sur l'acte réflexe avec des résultats quantitatifs très précis. Nous pouvons, pour ainsi dire jouer, de ce mécanisme, si élégamment combiné, de manière à produire à volonté le balancement d'une excitation par une autre : les résultats, exprimés comme ils le sont par les mouvements de l'animal, étant autant d'exemples du principe mécanique du parallélogramme des forces (1). »

Ces faits très précis nous montrent le caractère mécanique, tout passif du réflexe, de la réaction qui constitue la réponse à une excitation De plus, nous voyons que l'intensité de l'excitation égale l'intensité du réflexe, puisqu'on peut produire à volonté le balancement d'une excitation par une autre et dans le cas de plusieurs excitations simultanées et agissant sur des points opposés, l'animal excité se déplace en s'éloignant du point le plus fortement excité. Nous verrons plus tard que ces faits très simples nous serviront à expliquer, à comprendre le phénomène de la coordination des réflexes par l'effet compensateur qui s'établit nécessairement, non seulement entre une excitation et son réflexe propre, mais entre des excitations et des réflexes complexes, enchaînés les uns aux autres.

A un degré d'organisation encore plus élevé dans la hiérarchie organique, par exemple chez les annelés, c'est-à-dire chez les organismes composés d'anneaux, ou segments en plus ou moins grand nombre, nous trouvons un appareil neuro-musculaire encore plus compliqué, et par conséquent, plus différencié. Chaque anneau, chaque segment présente, pour ainsi dire, un animal à lui tout seul et fait partie en même temps d'un animal multiple composé de la réunion de segments semblables, chacun de ces segments a un ganglion nerveux qui préside à l'innervation, c'est-à-dire à la contraction de ses différents muscles, muscles de locomotion, muscles de circulation et de digestion Ce ganglion communique avec les ganglions des autres segments, en sorte que chaque segment peut être excité séparément et transmettre ou non son excitation au reste de l'animal et réciproquement, une excitation générale, commune peut être transmise séparément à chaque segment. Cette organisation nous montre le rôle unificateur, solidarisant du système nerveux entre les parties différentes d'un organisme. Nous voyons là, en même temps, comment une excitation reçue par une seule partie peut être transmise à toutes les autres, c'est-à-dire comment l'organisme tout entier, grâce à ce système d'unification nerveuse, réagit sous l'influence d'une excitation locale; ce qui est le germe, le rudi-

(1) Romanes, *L'évolution mentale chez les animaux*, Paris, Reinwald, 1884, trad. franç., p. 16-17.

ment de ce qui sera la sensibilité, de ce qui, chez les organismes supérieurs, finira par constituer la conscience.

A un degré plus élevé encore, nous arrivons à l'apparition d'un système nerveux central représenté par un axe médullaire ou moelle épinière. Nous avons déjà dit que certains vertébrés, comme l'amphioxus, qui est un poisson sans cerveau, montrent nettement la transition entre le système nerveux ganglionnaire des annelés et le système nerveux à axe nerveux central cérébro-médullaire des vertébrés. La formation de cet axe nerveux médullaire central constitue incontestablement un grand progrès dans l'innervation au point de vue de l'unification, au point de vue de l'individualisation physiologique. Mais cette individualisation physiologique ne commence vraiment qu'à partir du moment où le cerveau entre en jeu comme organe de sensibilité proprement dite, comme organe de ralliement, de convergence, de concentration de toutes les sensibilités sous le nom de *sensorium commune*, c'est-à-dire comme organe de sensibilité commun à tout l'organisme. En sorte que, au point de vue de ce que l'anatomie comparée nous montre dans la série animale, comme au point de vue de la physiologie générale de l'innervation, nous pouvons distinguer trois phases dans l'histoire du développement nerveux : la phase *ganglionnaire*, la phase *médullaire*, la phase *cérébrale*, comme nous retrouvons dans la physiologie de l'innervation trois modes d'innervation ou de sensibilité :

1º L'innervation *trophique*, nutritive, viscérale ou ganglionnaire qui s'exerce par l'intermédiaire du système nerveux du grand sympathique ;

2º L'innervation *sensorielle*, réflexe ou de relation, qui s'exerce par l'intermédiaire de la moelle épinière ;

3º L'innervation *intellectuelle* ou *psychique* qui s'exerce par l'intermédiaire du cerveau chez l'homme, comme chez les vertébrés supérieurs. ces trois modes d'innervation peuvent être observés séparément : l'anesthésie profonde, complète, par le chloroforme, par exemple, supprime du même coup la fonction cérébrale et la fonction médullaire proprement dite, c'est-à-dire l'innervation périphérique et musculaire, pour ne laisser subsister que l'innervation viscérale ou ganglionnaire du grand sympathique. L'anesthésie par l'injection de cocaïne dans le canal rachidien supprime l'action médullaire tout en laissant subsister l'innervation viscérale et l'innervation cérébrale. L'anesthésié par ce procédé respire, voit, parle et assiste à son opération sans rien sentir. Les expériences célèbres de Flourens ont montré depuis longtemps que l'on peut enlever les hémisphères cérébraux à des pigeons, sans que ceux-ci cessent de vivre. Des cas d'absence de cerveau chez des nouveau-nés humains montrent également que la vie a pu se maintenir dans ces conditions pendant des heures et même des jours. D'ailleurs certains cas d'apoplexie avec destruction complète ou du moins avec suppression complète de la fonction cérébrale des hémisphères cérébraux prouvent encore le même fait.

A la rigueur, on peut retrouver ces trois phases dans le développement humain ; la vie intra-utérine, en effet, nous offre bien déjà le fonctionnement de l'innervation trophique, viscérale, puisqu'il y a déjà la circulation avec les mouvements du cœur et même des mouvements divers. Mais, en réalité, la véritable entrée en fonction de l'innervation commence à la naissance, à l'instant même où la sortie de l'utérus met le nouveau-né en contact avec l'atmosphère. A ce moment, le système nerveux ganglionnaire et la moelle épinière entrent en fonction, mais non encore le cerveau. C'est ce qui a fait dire si justement à Virchow que le nouveau-né est un *médullaire*, c'est-à-dire qu'il vit avec sa moelle épinière, à la façon des vertébrés inférieurs, sans cerveau, comme l'amphioxus dont nous avons parlé. A la naissance tout est réflexe, tout est d'innervation médullaire. Le cerveau n'entre en fonction que plus tard : c'est là un point qui ressortira bien de notre étude du développement sensoriel et du développement de l'activité musculaire ou motilité.

En résumé, l'embryologie nous montre comment l'irritabilité du protoorganisme devient l'excitabilité et la sensibilité proprement dite par l'effet du développement du système neuro-musculaire. Dès lors, nous sommes naturellement amenés à chercher dans le mécanisme de la fonction nerveuse l'explication, la compréhension de la sensibilité.

Tout d'abord, nous voyons que la cause, que la source de la formation du tissu nerveux se trouve dans l'action formatrice, différenciante des excitants physiques qui amènent par la répétition de leurs actions ou excitations la matière vivante à se différencier, à se spécialiser en tissu nerveux par l'effet d'adaptations progressives. Nous voyons ensuite le tissu nerveux, adapté pour recevoir les excitations, entrer en activité sous l'impulsion de ces dernières. Or, si nous nous demandons en quoi peut bien consister cette mise en activité, nous sommes tout naturellement amenés à sentir que c'est dans une transmission à l'élément nerveux d'une sorte de vibration dont nous trouvons le type dans la vibration sonore de l'air qui constitue le son et qui produit, par sa transmission à notre appareil auditif, et l'excitation de l'ouïe et la perception du son. Les doctrines les plus récentes en physique nous disent que tous les phénomènes physiques, lumière, chaleur, électricité, etc., sont des variétés de mouvements ; ce sont des mouvements ondulatoires ou ondes de l'éther qui constituent, sous une forme, les ondes lumineuses, différentes pour chaque couleur du spectre solaire et, sous une autre, les ondes caloriques, les ondes électriques, etc. Bien plus, les savants nous disent que les corps physiques sont composés de molécules et les molécules d'atomes assemblés, groupés, dans un état de mouvements giratoires formant comme autant de petits mondes plus ou moins analogues à notre monde solaire, et que ce sont les différences d'amplitude et de vitesse dans ces combinaisons de mouvements de molécules et d'atomes qui constituent les différents états, solide, liquide ou gazeux, ainsi que les différentes propriétés physiques, dureté, mollesse, etc., des corps.

Nous pouvons donc dire que le contact des corps physiques excite notre sensibilité du toucher, notre sensibilité à la douleur en transmettant à nos cellules nerveuses périphériques, dites sensibles, les différents modes de mouvements ou de vibrations moléculaires dont sont doués ces corps.

Par conséquent, nous pouvons dire, d'une façon générale, que l'excitation consiste en une transmission à nos éléments nerveux du mode de mouvement ou de vibration qui constitue les corps ou agents physiques agissant comme excitants.

D'autre part, la réaction à une excitation ne peut elle-même être considérée autrement que comme un mode de mouvement, puisque nous avons vu que les réactions aux excitations se ramènent toutes à trois ordres : les *organiques*, qui sont manifestement des modes de mouvements *moléculaires;* les *sensorielles,* qui sont des mouvements *musculaires* réflexes ou volontaires, et enfin les *cérébrales* qui sont des transmissions et des enregistrements des *vibrations nerveuses* sous le nom de sensations, d'idées ou de sentiments.

Par conséquent, un fait de sensibilité de notre organisme est toujours produit par un mode ou par un autre de mouvement transmis, imprimé à nos éléments nerveux : le mot vibration nous paraît très bien traduire cet effet des diverses excitations sur notre système nerveux ; il a l'avantage de correspondre à ce que nous connaissons et admettons pour le son et nous permet par là même de mieux comprendre l'enchaînement d'un fait physique, extérieur, comme une vibration sonore, parole, musique, etc., à un fait physiologique, sensoriel, l'ouïe, par exemple. Nous voyons, en effet, les vibrations de l'air, qui constituent le son, se communiquer à notre appareil auditif par la mise en vibrations de la membrane du tympan et des osselets de l'oreille moyenne, lesquelles vibrations sont ensuite transmises aux cellules du cerveau dans le centre de l'ouïe, absolument comme nous voyons les vibrations sonores de notre parole être communiquées à une plaque téléphonique pour être transmises à distance par les fils téléphoniques à une autre plaque ou appareil récepteur. Mais il est bien entendu que ce mot vibration ne doit point être pris à la lettre en ce sens que cette expression ne doit ni être considérée comme impliquant que le genre de mouvement transmis à notre système nerveux par une excitation est réellement une vibration analogue à la vibration de l'air qui constitue le son, ni exclure tout autre mode de mouvement moléculaire ou autre comme les mouvements de l'éther, par exemple, qui, sous le nom d'ondes sont maintenant considérés comme constituant le calorique, la lumière, l'électricité. Nous devons tenir compte ici de l'organisation comme nous en avons tenu compte, pour le fait de nutrition, et bien nous pénétrer de l'idée que tout mode de mouvement extrinsèque : vibration sonore, onde lumineuse, calorique ou électrique, prend, en se communiquant à notre système nerveux, un caractère nouveau, un *caractère organique,* que nous traduisons naturellement en disant que c'est dès lors une *vibration nerveuse* sans préjuger autre chose sur la nature ou le mode de cette vibration. Tout ce que nous pouvons dire, c'est que les dernières découvertes en physique, et, en particulier, en électricité, avec la théorie des ondes dans la télégraphie sans fil, rapprochées d'un certain nombre de faits encore mal élucidés, comme l'hypnotisme, le magnétisme animal et surtout la télépathie, nous paraissent indiquer que les recherches nouvelles sur le mécanisme de l'innervation doivent surtout se guider sur les doctrines nouvelles en électricité et magnétisme et que la fameuse théorie vitaliste du fluide nerveux doit être remplacée par la théorie toute mécanique de l'*onde* ou *vibration nerveuse*. Nous arrivons ainsi, en effet, à une conception purement mécanique de la sensibilité, puisque celle-ci n'est que l'ensemble des modes suivant lesquels notre organisme est impressionné et réagit en présence des excitations diverses. puisque ces excitations ne sont que des modes divers de vibrations moléculaires ou d'ondes de l'éther, puisque la communication de celles-ci à notre système nerveux nous paraît ne pouvoir mieux se comprendre que comme un mode plus ou moins analogue de vibration nerveuse reçue par les plaques terminales sensibles de nos filets nerveux sensitifs, transmises par ces filets nerveux sensitifs, dits centripètes, aux cellules des ganglions ou des centres nerveux, d'où elles sont renvoyées par les filets nerveux moteurs aux muscles, pour provoquer une contraction qui constitue le réflexe proprement dit, ou à d'autres cellules nerveuses ou ganglions qui les transforment en ce que nous appelons sensations, idées, souvenirs, volitions, etc.

Si, maintenant, nous essayons d'appliquer cette conception mécanique de la sensibilité à ce que nous entendons généralement par ce mot de sensibilité et à ce que nous savons et voyons se produire à propos de cette sensibilité, tant en physiologie qu'en psychologie, nous y trouverons l'explication, c'est-à-dire le pourquoi et le comment d'une foule de faits, de points qui, autrement, nous semblent fort obscurs sinon inexplicables.

Remarquons tout d'abord qu'il est difficile de fixer, de limiter ce qu'on entend par sensibilité : les uns la confondent avec la conscience, les autres l'étendent à tout le domaine organique de l'inconscient. Le mieux, croyons-nous, c'est de considérer simplement la sensibilité comme l'expression commune que nous employons pour exprimer la propriété commune qu'offrent les êtres vivants d'avoir une réaction spéciale, dite sensible, en présence des excitations. Qu'on envisage la sensibilité dans sa forme la plus générale, dite *sensibilité organique* ou cœnesthésie, ou dans sa forme spéciale, dite sensorielle, la sensibilité n'existe pas « en elle-même », c'est-à-dire qu'elle n'existe pas en dehors du fait qui la manifeste, en dehors de l'excitation dont elle est la réaction, ce qui fait que la sensibilité est la résultante du rapport entre l'excitant ou excitation

et l'excité ou sujet qui sent : l'objet excitant et le sujet excité constituent un couple nécessaire à la production du fait de la sensibilité.
D'où il suit que tout fait de sensibilité nous apparaît comme nécessairement conditionné par la possibilité pour notre organisme d'être
impressionné, tout fait de conscience, d'idée ou de pensée, par la
possibilité d'être perçu. Or, dans tous ces cas, malgré leur diversité
apparente, la condition est la même, ou du moins est dans la même
possibilité d'une différenciation, attendu qu'aucun fait de sensibilité, de conscience, d'idéation ou de pensée, ne peut se concevoir
sans que ce fait soit distinct, différent de tout autre, et nous
sommes ainsi amenés à reconnaître que la condition fondamentale
de toute sensibilité comme de toute conscience, de toute idée, de
toute pensée, est la possibilité pour tout fait de sensibilité organique, physiologique, sensorielle, consciente ou psychique, de se
distinguer, de se différencier d'avec tout autre fait semblable, ce
que nous traduisons en disant que la loi fondamentale de toute
sensibilité organique ou psychique est la loi de *différenciation*.

Nous comprenons facilement qu'à une excitation différente cor-
responde une sensation différente, mais comment deux excitations
semblables peuvent-elles se différencier dans notre organisme, dans
notre conscience, dans notre connaissance ? Tout simplement par
leur différence dans le temps ou dans l'espace, c'est-à-dire par l'intervalle de temps entre leur succession ou par l'espace qui les sépare. Par exemple, pour que deux vibrations sonores semblables,
égales sous tous rapports comme les deux mêmes notes d'un instrument de musique, puissent être distinguées l'une de l'autre, il faut
qu'elles soient séparées par un intervalle de temps suffisant pour
empêcher leur confusion. Pour que deux objets semblables en tous
points comme les deux pointes d'un compas soient discernées, différenciées, il faut qu'elles soient suffisamment espacées quand on
les applique sur la peau pour qu'elles ne soient pas confondues en
une seule. Il en est de même pour toutes nos sensations. Nous
devons ajouter que les différences de temps et d'espace, c'est-à-dire
la durée de l'intervalle entre la succession de deux impressions ou
vibrations semblables et l'étendue de l'espace entre deux impressions ou vibrations semblables concomitantes, varie suivant les
personnes et suivant l'état de la sensibilité de chaque personne (état
de fatigue ou non, état maladif ou non, degré d'entraînement,

d'habitude ou d'éducation spéciale de la sensibilité examinée), c'est
là ce qu'on appelle la loi de Weber parce que c'est lui qui a le premier prouvé ces différences personnelles dans la sensibilité en me-
surant avec les pointes d'un compas les différences individuelles
nécessaires dans l'écartement des pointes, pour que les deux pointes
donnent la sensation de deux piqûres distinctes. Aujourd'hui, on
n'en est plus à compter les mensurations ni les appareils inventés
pour la mensuration des différences individuelles dans chaque mode
de sensibilité spéciale. C'est à croire qu'il n'y a qu'une chose à faire
pour pouvoir dire qu'on fait de la psychologie scientifique : mesurer, compter, puis encore mesurer et compter.

Cette loi de Weber nous amène à remarquer que la différenciation
nécessaire pour l'individualisation des faits de sensibilité est conditionnée par notre organisation nerveuse, de laquelle dépend ce que
nous appelons notre sensibilité ou plutôt notre plus ou moins grande
acuité de sensibilité. C'est là ce qui fait que la sensibilité, bien que
provoquée par des vibrations mécaniques et consistant elle-même en
une vibration nerveuse d'ordre mécanique, est cependant de nature
organique, puisqu'elle dépend en dernier ressort de l'organisation du
système nerveux au point de vue de sa plus ou moins grande aptitude à vibrer, c'est-à-dire à sentir. Par exemple, si nous considérons
notre sensibilité spéciale, l'ouïe, nous comprenons bien que les vibrations sonores doivent conserver, en se communiquant à notre organe
de l'ouïe, non absolument leur même nature de vibrations de l'air,
puisqu'elles deviennent des vibrations nerveuses, mais leur même
rythme vibratoire, puisque ce rythme est en même temps la condition
de leur différenciation externe, en tant que sons différents, et de leur
différenciation interne, en tant que sensations de sons différents ;
mais nous comprenons également, comme nous l'enseigne la loi de
Weber, que toutes les oreilles n'ont pas le même degré d'acuité, de
finesse pour distinguer les sons, d'où il suit que, en dernière analyse,
nous retrouvons que le fait physique, mécanique, la vibration est,
dans le fait de sensibilité, conditionné par le mode, par le degré et par
la qualité de l'organisation de l'organe de la sensibilité, c'est-à-dire
du système nerveux. D'où l'explication et la source des différences
individuelles qui se retrouvent dans toutes les manifestations de la
sensibilité organique, sensorielle aussi bien que dans la sensibilité psychique ou intellectuelle. En sorte que, si ce sont bien les

choses extérieures qui provoquent notre sensibilité et se déterminent, c'est-à-dire se manifestent elles-mêmes en nous par le moyen des excitations qu'elles provoquent sur notre organe sensible, nous comprenons pourtant bien que ce que nous sentons, ce que nous percevons de ces choses, ce n'est pas, à proprement dire, ce qu'elles sont en réalité, en elles-mêmes, mais seulement et uniquement ce que notre système sensible peut en sentir, peut en percevoir. Par exemple, deux personnes, dont l'une a une grande finesse d'oreille et l'autre, au contraire, un défaut de finesse de l'ouïe, n'entendront pas, c'est-à-dire ne sentiront pas, ne percevront pas de la même façon un concert orchestré auquel elles assistent ou un morceau de musique joué dans le lointain, dont les échos affaiblis ne seront perçus, entendus, que par la personne ayant bonne oreille. Or, il suffit de réfléchir à cette simple notion, qui est de constatation banale, universelle, pour en entrevoir l'immense portée au point de vue philosophique. Il résulte de là, en effet, que nous ne sentons, percevons et pouvons prendre connaissance des choses que dans la mesure où notre organisation nerveuse nous permet de sentir, c'est à-dire de différencier les choses d'abord dans le fait de nos sensations, ensuite dans celui de nos perceptions, et enfin dans celui de nos conceptions, c'est-à-dire dans la connaissance que nous en prenons. Puisque nous sentons et percevons les choses chacun suivant notre degré de sensibilité, puisque, conséquemment, nous les sentons et percevons différemment, non seulement les unes des autres, mais encore différemment, suivant nos états de sensibilité, variables avec l'âge, la maladie, l'entraînement, l'éducation, l'expérience, il s'ensuit que ce que nous sentons et percevons, ce n'est pas ce que sont les *choses en elles-mêmes*, mais ce qu'*elles sont en nous*, en notre manière de les sentir et de les percevoir, manière qui varie nécessairement d'un individu à un autre et pour le même individu d'un moment, c'est-à-dire d'une disposition, d'un état de son système nerveux, de sa sensibilité, à un autre.

Seulement, malgré cette variabilité de la faculté de sentir d'un individu à un autre individu, et même pour le même individu suivant ses états différents de sensibilité, il n'en est pas moins vrai qu'il existe une moyenne, une façon générale de sentir et de percevoir commune à nous tous de par le fait de notre organisation humaine, qui fait que, dans les conditions dites

normales parce que ce sont les conditions du plus grand nombre et les
conditions habituelles propres à notre nature humaine, à notre
race, à notre milieu, nous sentons et percevons tous certaines
choses de la même façon : c'est ce que nous appelons si justement
le *sens commun*, qui se manifeste sous la forme d'idées, de jugements, dits pour cela de sens commun, ou encore idées courantes,
idées universelles, jugements d'évidence, jugements de raison, etc.

D'autre part, il est clair que, du moment où les conditions mêmes
de la possibilité de production des faits de sensation et de perception dépendent de notre système nerveux, c'est-à-dire de la possibilité où est celui-ci de recevoir des excitations ou impressions et de
les différencier, la limite de la perception et de la connaissance des
choses est en nous, est dans les limites de notre possibilité ou faculté
de sentir, de percevoir et de connaître. Cela est encore d'observation
banale et pourtant cela a été profondément méconnu par le philo-
sophisme, qui a entassé systèmes sur systèmes pour ne prouver
qu'une chose : l'impossibilité pour la raison humaine d'édifier un
système qui, poussé à ses dernières limites, n'aboutisse pas à
l'incompréhensible ni à l'absurde, si ce système ne commence
pas et ne continue pas jusqu'au bout à s'appuyer sur la notion fondamentale de la relativité absolue de notre faculté de percevoir et
de connaître dont nous venons de parler et qui nous est démontrée
par les conditions mêmes, c'est-à-dire par les lois ou possibilités de
sentir, de percevoir et de connaître. Autrement dit, ce ne sont pas
les choses qui se limitent, mais c'est notre nature, c'est-à-dire notre
faculté essentiellement relative de sentir, de percevoir et de connaître qui les limite en nous, dans la perception comme dans la
connaissance que nous pouvons en avoir. Tout le problème de la
Connaissance humaine aussi bien que de la Raison, c'est-à-dire tout
le problème de la Philosophie, est là, et il s'en trouve singulièrement éclairci, simplifié et, en même temps, rendu enfin satisfaisant
pour la raison, devenue consciente d'elle-même et de sa relativité.

Quelle que soit la théorie qu'on adopte au sujet de la sensibilité,
on est toujours amené, en raison de la nécessité de la différenciation de chaque fait de sensibilité, à admettre que chaque excitation,
chaque sensation, doit nécessairement marquer, d'une façon ou
d'une autre, son empreinte dans le système nerveux. Peu importe
e nom donné à cette empreinte, peu importe l'idée qu'on s'en fait.

Quelle qu'on la suppose, cette empreinte, que nous appelons une vibration nerveuse, est nécessaire dans tout fait de sensibilité, puisque sans cela nous serions amenés à admettre une cause, l'excitation, sans effet, ce qui n'est pas possible. Ces vibrations nerveuses, différentes pour des excitations différentes, semblables pour des excitations semblables, doivent nécessairement entrer en jeu d'action et de réaction les unes sur les autres, et ce jeu doit donner lieu à des combinaisons de croisement, d'interférences, de polarisations, analogues à ce que nous voyons en acoustique pour le jeu des vibrations sonores, en optique pour celui des ondes lumineuses, en électricité pour celui des ondes électriques. Nous comprenons très bien que les vibrations semblables doivent tendre à se grouper, à s'unir, tandis que les dissemblables tendront à s'opposer les unes aux autres : c'est ce que nous appellerons la loi d'*associa-tion*, de *solidarisation* ou de *coordination*, qui nous explique, d'une part, pourquoi une première sensation constitue une préparation, une facilité plus grande à se produire pour une sensation semblable à la première, ce dont nous verrons de nombreuses et fréquentes applications d'après la loi biologique : *la fonction fait l'organe*, et, d'autre part, comment une vibration nerveuse, à force de se reproduire sous l'influence d'une même excitation, finit par s'organiser à la façon des réflexes organiques ou physiologiques, parce que l'adaptation d'abord passagère qui en résulte devient à la fin permanente, à la façon des réflexes organiques du mouvement trophique et des fonctions physiologiques, comme nous l'avons déjà vu à propos de notre étude de l'innervation et de son rôle dans le développement de l'organisation. C'est là ce que nous appellerons la loi d'*organisation* de la sensibilité, qui est la base de la théorie du développement psychique et moral comme la base de toute pédagogie. C'est cette application de la loi d'organisation des fonctions psychiques qui nous permettra de comprendre, de suivre le développement psychique et moral par la formation analogue de l'habitude et de l'instinct, de la mentalité et de la moralité. C'est en même temps cette loi d'organisation qui rapproche le développement intellectuel du développement physique en nous montrant que le mécanisme et les lois naturelles en sont les mêmes.

Mécanisme et lois du développement.
Loi de différenciation.
Loi d'adaptation. — Loi de solidarisation.
Loi d'organisation.

Nous avons dit que l'ancienne doctrine de la préformation est abandonnée. Personne ne croit plus que l'ovule renferme un organisme microscopique déjà muni de tous ses organes, et que le développement consiste simplement dans l'accroissement en volume de ces organes préformés. Nous avons montré, au contraire, que, non seulement aucun organe n'existe encore chez l'embryon à la période ou phase cellulaire, mais que tous nos organes, tous nos tissus, se forment progressivement en passant par une série de transformations que nous avons comparées à autant de métamorphoses. Nous avons vu de même, à propos de l'accroissement par la nutrition, qu'aucun de nos tissus ne reçoit du dehors les éléments tout préparés, tout *préformés* de sa rénovation et de son accroissement. Les aliments, même chez les organismes les plus rudimentaires, comme les ferments dont nous avons parlé, doivent subir également une série de transformations, de métamorphoses, dont l'ensemble constitue le travail de la digestion et de l'assimilation chez les organismes supérieurs comme le nôtre. Nous pouvons donc dire que tout développement, comme tout accroissement, procède par transformation de ce qui était en ce qui est, de ce qui est en ce qui sera. Par exemple l'ovule fécondé n'est plus ce qu'il était avant la fécondation. De simple cellule destinée à vivre et à mourir, cette cellule primordiale devient la *cellule-mère* qui se divise en cellules embryonnaires lesquelles par une série de transformations, de métamorphoses, vont devenir ou engendrer les diverses espèces de cellules, de tissus et d'organes qui constituent l'organisme définitif.

Nous retrouvons donc dans notre propre développement la même loi de transformation ou d'évolution que dans l'univers tout entier.

Bien plus, si nous essayons de pénétrer le mécanisme de ces transformations, nous verrons que c'est bien là une nécessité, c'est-à-dire une loi même de la vie. Si nous y réfléchissons, en effet, nous sentons bien que ce qui est vivant ne peut pas demeurer immuable; tout le monde sait et pense que la vie c'est le mouvement ; il serait impossible de comprendre une fonction autrement que comme un mode d'activité, c'est-à-dire une manifestation de mouvement. Mais dans ce cas le mouvement c'est le changement, c'est la transformation.

Par exemple un muscle qui se contracte subit un changement de forme et un changement moléculaire ; une glande qui sécrète subit nécessairement un changement dans sa composition; une cellule nerveuse qui reçoit une excitation subit un changement au moins passager puisque ses molécules constituantes entrent en vibration.

Afin de ne rien préjuger de la nature intime de toutes ces modifications, de tous ces changements dans les cellules, et dans leurs fonctions, afin d'autre part de bien faire ressortir le caractère commun, abstractivement parlant, de toutes ces modifications anatomiques et fonctionnelles, on les qualifie toutes du même mot : *différenciation ;* on les rattache toutes au même fait, au même mécanisme d'une *différenciation,* et on fait ainsi de la différenciation le mécanisme, la *loi fondamentale* de tout développement organique aussi bien que de tout fait, de tout acte biologique, soit de nutrition, soit de sensibilité.

Loi de différenciation.

Il est bien évident pour tout le monde que la matière vivante, cellule, organe ou organisme, ne peut être supposée pouvoir évoluer dans son milieu sans subir des influences multiples de ce milieu. Si nous avons soin de remarquer que la matière vivante, chimiquement parlant, est la plus compliquée de toutes les matières au point de vue de la composition moléculaire, si nous ajoutons que l'observation nous enseigne qu'une substance chimique est d'autant plus instable, c'est-à-dire d'autant plus modifiable par les influences extrinsèques, qu'elle est plus complexe, nous comprendrons de suite que, non seulement la matière vivante, cellule, organe ou organisme, ne peut rester indifférente à tout ce qui l'entoure, mais qu'elle doit *nécessairement* subir avec la plus grande facilité la moindre de ces influences. Or, nous ne pouvons, non plus, supposer qu'une influence différente d'une autre puisse agir sur cette matière vivante sans produire dans celle-ci une modification qui lui est propre, c'est-à-dire qui diffère de celle que produirait une autre influence. C'est donc bien là une *loi naturelle*, c'est-à-dire une nécessité inévitable dans la production du phénomène de la différenciation. Dès lors nous pouvons entrevoir la série infinie de *différenciations* que peut et que doit subir toute matière vivante sous l'influence infiniment variée de son milieu, de ses ambiances. Tout cela est connu et admis par tout le monde, mais on est loin, d'habitude, d'y attacher l'importance que nous y voyons dès que nous essayons d'en comprendre le mécanisme d'action. Par exemple, dire que les aliments que nous mangeons vont produire une transformation, une différenciation de notre organisme, c'est pour la plupart des gens, parler pour ne rien dire. Pourtant l'analyse des résultats de la nutrition qui découlent de cette alimentation nous montre que les aliments digérés, absorbés, assimilés, ont subi une série de transformations ou différenciations dont le résultat ultime a été, non pas seulement d'accroître le volume, la quantité de la matière dont se compose notre corps, mais aussi de dégager, de mettre au service de notre organisme, une certaine quantité d'*énergie*. C'est ce qu'on traduit couramment, sans penser à la profonde signification de la chose, en disant que nos aliments renouvellent notre force, entretiennent et rendent possible notre activité, notre vie. Sans aliments pas de force, pas d'activité, pas de vie. Qu'est-ce donc à dire, sinon que nos aliments sont notre source de force, d'énergie, de vie ? Or, l'analyse de la nutrition nous a montré que nos aliments agissent sur notre organisme d'abord en subissant eux-mêmes une série de transformations, c'est-à-dire de différenciations, ensuite en provoquant une série d'autres transformations, d'autres différenciations, dans nos tissus eux-mêmes. Il est facile maintenant de voir que tout notre développement, comme toute notre organisation, ne sont que des résultantes, des effets de différenciations aussi multiples que complexes, provoquées aussi bien par les influences modificatrices qui viennent du milieu, aliments ou atmosphère, que par celles qui tiennent aux actions et réactions réciproques de nos tissus et de nos organes.

De même l'étude du développement et du mécanisme de l'innervation, l'analyse de la sensibilité nous ont montré que ces divers modes de mouvement qui constituent les corps et les agents physiques et qui agissent comme excitants, sont pour ainsi dire absorbés, emmagasinés par le système nerveux, mais en subissant aussi une série de modifications qui consistent d'abord en ce que ces mouvements extrinsèques, *physiques*, deviennent des mouvements nerveux, *organiques*, dits vibrations *nerveuses*. De même encore ces mouvements, outre qu'ils sont transformés et différenciés eux-mêmes dans l'organisme, provoquent à leur tour des transformations ou différenciations de l'organisme lui-même et contribuent par conséquent au développement et à l'entretien de l'organisme et de son activité.

En sorte que, de quelque façon que nous l'envisagions, le développement et le fonctionnement de notre organisme nous apparaissent toujours comme fondamentalement conditionnés, régis, par ce mécanisme, par cette loi générale que nous appelons la loi de différenciation sur laquelle nous aurons souvent à revenir tant dans notre étude du développement sensoriel et intellectuel que dans nos applications à la pédagogie des notions générales sur l'être humain à éduquer que nous aurons demandées à l'embryologie, à la biologie et à la psychologie. Mais pour le moment, nous devons envisager cette loi dans une autre loi qui en découle et qui en est la conséquence, la loi d'*adaptation*.

Mécanisme et loi d'adaptation.

Si nous y réfléchissons tant soit peu, nous comprenons vite que la matière vivante d'une cellule, d'un organe ou d'un organisme ne peut subir une différenciation, c'est-à-dire un changement quelconque sous l'inflence d'une action extrinsèque, sans réagir et sans faire équilibre par ses propres forces à cette influence étrangère ; c'est-à-dire sans s'*adapter* aux nouvelles conditions de vie qui en résultent pour elle, sous peine de succomber, c'est-à-dire sous peine de mort pour la cellule, pour l'organe ou pour l'organisme

qui a subi la dite influence. Ici encore, en envisageant la chose
abstractivement, nous ne pouvons pas comprendre le fait autrement qu'en supposant que la matière vivante, cellule ou organisme,
trouve en elle-même des forces suffisantes pour compenser, pour
faire équilibre aux forces ou à la force extrinsèque qui s'exerce sur
elle pour la modifier, pour là différencier, puisque, sans cela, la
matière vivante serait détruite.

Par conséquent, autant la différenciation de la matière vivante,
cellule ou organisme, nous semble inévitable, fatale en présence des
influences ambiantes, autant l'adaptation, c'est-à-dire la rééquilibration dynamique ou moléculaire de la même matière vivante en
présence des dites influences et par l'effet non moins inévitable,
non moins fatal des propres forces de cette matière vivante qui
tendent à s'équilibrer avec les forces des influences du milieu, nous
apparaît comme la condition absolue, nécessaire de la survivance
de ladite matière vivante à l'action de chacune des influences extérieures susceptibles d'agir sur elle. Là est la clef, l'explication, le
mécanisme, la loi de toute vie, de toute vitalité, qui a été formulée
sous le nom de loi d'adaptation de tout organisme vivant à son
milieu ou aux conditions de vie que lui constitue le milieu dans
lequel et dont il vit. C'est là une loi très importante à considérer
et à bien comprendre, car elle nous explique non seulement pourquoi notre organisme subit les effets du milieu dans lequel nous
vivons : atmosphère, climat, aliments, etc., mais encore cette double
loi de différenciation et d'adaptation nous montre le véritable
rôle de cause, de source de vie, que joue le milieu ainsi envisagé.
Nous sommes ainsi ramenés à voir dans la vie deux fonctions fondamentales, la nutrition et la sensibilité qui nous représentent les
deux modes fondamentaux d'action du milieu sur un organisme :
l'*alimentation* et l'*excitation* qui nous apparaissent dès lors sous
leur véritable jour, dans leur rôle, comme étant les deux *sources*
d'où provient toute vitalité, toute activité biologique, physiologique
et même psychologique, puisque, sans alimentation, les tissus
vivants ne peuvent se renouveler, et que, sans excitation, ses fonctions ne peuvent se faire, ce qui veut dire que la vie d'un
organisme est impossible si cet organisme est privé de ces
deux espèces de sources de vie que lui constituent la nutrition, et la
sensibilité.

Mécanisme et loi de solidarisation et d'organisation.

Si nous ne pouvons supposer qu'une cellule ou un organisme puisse rester indépendant des influences diverses de ce qui les entoure, à plus forte raison nous ne pouvons penser que les diverses cellules, que les divers organes d'un organisme peuvent être indépendants les uns des autres. Or l'interaction, c'est-à-dire la réaction des unes sur les autres des diverses parties d'un organisme, organes ou cellules, a pour conséquence directe, inévitable, d'établir un jeu d'action et de réaction réciproques entre les forces de toutes ces parties, d'où résulte pour ces forces une tendance à s'équilibrer, à s'enchaîner, à s'unir ou à s'opposer entre elles, c'est-à-dire à se solidariser et à s'organiser. Tant que le développement embryonnaire en est encore à sa première phase que nous avons décrite sous le nom de *phase cellulaire*, c'est-à-dire tant que l'embryon est réduit à l'état de colonie de cellules plutôt qu'à l'état d'organisme proprement dit, cette dépendance entre les cellules est peu marquée, mais dès que l'organisme se dessine par la différenciation en cellules du feuillet interne et du feuillet externe, on voit de suite intervenir le jeu d'interaction entre les cellules de ces deux feuillets pour peu qu'on l'examine chez un organisme rudimentaire, comme l'éponge calcaire dont nous avons parlé, réduite pour toute organisation à une paroi interne, digestive et à une paroi externe tégumentaire, puisque les premières absorbent les aliments nécessaires au développement de tout le petit organisme, tandis que les secondes, avec leurs cils vibratiles, lui donnent la mobilité dont il a besoin pour se déplacer et renouveler par ce déplacement le liquide dans lequel se trouvent les aliments. Si nous ajoutons que la substance interstitielle joue le double rôle de soutien et d'intermédiaire pour les rapports et dépendances réciproques des cellules des deux parois, l'interne et l'externe, nous aurons en miniature les débuts de la solidarisation fonctionnelle, c'est-à-dire de *l'organisation* telle que nous la retrouvons, mais à l'état infiniment plus compliqué, dans notre organisation humaine.

La solidarité, c'est-à-dire la mutuelle dépendance des éléments d'un même organe et des organes entre eux constitue en même temps une nécessité, c'est-à-dire la loi d'existence de la vie de l'ensemble et nous explique le mécanisme d'après lequel s'exerce cette action mutuelle ou plutôt cette interaction dont l'enchaînement constitue le mouvement vital ou trophique, le *circulus* de la vie, l'harmonie des fonctions ou la santé, de même que la rupture de cette solidarité harmonieuse entraîne les troubles fonctionnels, les maladies et la mort suivant son degré.

En résumé, nous ne pouvons pas ne pas admettre que la matière vivante, par cela même qu'elle est la plus instable, la plus modifiable de toutes les formes de la matière, doit nécessairement subir les influences de tout ce qui agit sur elle C'est ce que nous appelons la loi de différenciation, c'est à-dire la loi qui veut que toute matière vivante, cellule, organe ou organisme, subisse des changements, des différences sous l'action des influences auxquelles elle est exposée.

D'autre part, nous sommes bien obligés d'admettre que la matière vivante ainsi modifiée, ainsi différenciée par les influences qui lui viennent de son milieu, doit nécessairement, sous peine de destruction, trouver en elle-même les moyens de compenser les influences intrinsèques, de leur faire équilibre. C'est ce que nous appelons la loi d'adaptation, c'est-à-dire la loi qui veut que toute matière vivante s'accommode, s'adapte aux conditions de vie qui lui viennent de son milieu, puisque sans cela, elle serait détruite par ce milieu.

Enfin, nous sentons et comprenons fort bien que les différentes parties qui composent un organisme, doivent nécessairement agir et réagir les unes sur les autres, attendu qu'il nous est impossible de comprendre l'existence individuelle d'un seul organisme sans cette mutuelle dépendance, sans cette mutuelle collaboration à la vie de l'ensemble. C'est ce que nous appelons la loi de solidarisation qui veut que les parties différentes d'un être vivant, appelées *organes*, fonctionnent de concert, collaborent au même travail de la vitalité de l'ensemble, sous le nom de mouvement trophique ou de vie physiologique, et cet enchaînement harmonique et solidaire des fonctions constitue ce qu'on appelle l'organisation dont il nous reste à montrer la nature, la genèse et le mécanisme d'action.

Loi de l'organisation.

Ainsi envisagée comme la résultante de la solidarisation des parties différentes composant un organisme ou un organe, l'organisation se trouve être la résultante ultime de tout développement organique par l'effet nécessaire, inévitable des *différenciations, des adaptations et des solidarisations* que toute matière vivante doit nécessairement subir sous la poussée des influences extérieures. Dès lors, l'organisation devient elle-même une loi, c'est-à-dire une nécessité à laquelle se trouve soumise la matière vivante sous peine de mort, puisque l'*organisation* est en même temps l'effet des influences externes et la condition de résistance, de survie de la matière ainsi adaptée, ainsi organisée. La preuve en est dans le fait bien indéniable que toute organisation qui n'est pas apte à triompher des causes destructrices ambiantes, est condamnée à la désorganisation, à la mort.

Ceci dit, il suffit dès lors, pour comprendre le développement de notre organisation tout entière, de suivre le développement de nos tissus et de nos organes par l'effet des différenciations ou métamorphoses successives produites par les influences de toutes sortes, puisque celles-ci ont toutes pour résultat d'adapter, de solidariser, d'organiser les organes et les fonctions. Nous voyons ainsi pourquoi la loi de différenciation, qui est la loi fondamentale, la loi première de toute organisation, puisqu'elle est la loi du mouvement vital, ou trophique, est en même temps la raison, la cause, la loi de la variation incessante dans l'organisation qui constitue ce que nous appelons l'Evolution de la vie, le Transformisme dans le règne animal, la divergence des espèces et des classes animales, ainsi que les différences individuelles et le changement continu dans chaque individu. Cela nous montre que l'organisation est pour ainsi dire moulée, façonnée par les influences externes, ambiantes, de toutes sortes, qui viennent imprimer chacune leur marque sur la matière vivante, laquelle ne fait que s'adapter, c'est-à-dire ne fait que se conformer au moule qui lui est imposé. Sous ce rapport, rien n'est plus significatif ni plus démonstratif que le développement de l'embryon et du fœtus. Personne, en effet, n'aura l'idée de supposer qu'un embryon a en lui-même la force, le pouvoir de se développer tout seul. Tout le monde comprend que chaque embryon a besoin du milieu utérin de sa mère pour vivre et se développer. Mais ce milieu utérin joue précisément le rôle d'un véritable moule dans lequel va se couler, non seulement cet embryon mais tous les embryons qui pourront venir se développer dans ce même utérus, dont ils portent tous l'empreinte, la marque de fabrique, sous la forme d'une ressemblance familiale, dite héréditaire.

Bien entendu, il ne faut pas prendre à la lettre cette expression de moule utérin et en conclure que l'utérus va donner sa propre forme au fœtus. Nous employons cette expression pour bien montrer le rôle formateur des influences extrinsèques à l'embryon lui-même et pour réunir, pour synthétiser dans une seule image la diversité incalculable de toutes les influences qui entrent en jeu et exercent leur action, dans ce développement intra-utérin d'un embryon. Nous pouvons de même synthétiser et nous représenter imaginativement, idéalement, une foule d'autres influences, qui jouent également un rôle formateur dans le développement de l'enfant et de l'adulte, par exemple, le milieu ou moule climatérique, social, familial, professionnel, etc. Pour comprendre les effets modeleurs de ces groupes d'influences, il faut les envisager, non pas seulement dans un individu, mais dans son espèce, dans sa race tout entière, à travers les temps et les siècles : alors ces effets deviennent manifestes, évidents, aussi bien au point de vue psychique, qu'au point de vue physique. Nous pouvons, d'une façon générale, ramener à trois variétés principales ces groupes d'influences ainsi envisagées et interprétées comme autant de moules formateurs et modeleurs de notre développement ; le moule génital ou héréditaire, le moule physique ou milieu ambiant, le moule fonctionnel ou genre de vie.

Cette classification peut s'appliquer à notre développement psychique aussi bien qu'à notre développement physique ; mais on peut avantageusement préciser pour notre développement psychique en disant qu'il est la résultante de l'action des trois moules suivants ou facteurs : le moule héréditaire, le moule ambiant, familial et social. le moule éducatif. Nous ne voulons pas dire par là que notre développement dépend uniquement de ces groupes d'influences, car nous n'entendons pas nier, ni négliger le rôle de l'organisme lui-même. Nous l'avons d'ailleurs suffisamment indiqué à propos de la loi d'adaptation en disant que l'adaptation est précisément la manifestation, l'effet du rôle actif, réactionnel de l'organisme. Autrement dit, le développement résulte toujours en dernière analyse d'une sorte de lutte, entre deux sources de forces dont les péripéties constituent le mouvement vital, le développement, l'évolution, la vie. Seulement l'étude que nous avons faite du développement embryonnaire et surtout ce que nous avons dit de la nutrition, nous montre clairement combien est grande la part qui revient aux influences extérieures, c'est-à-dire aux moules dont nous venons de parler, puisque la plus grande partie de la force, de l'activité que l'organisme peut déployer, peut fournir, pour réagir, pour s'adapter aux dites influences externes, lui vient précisément par des chemins détournés, de ces mêmes influences extérieures par le moyen et sous la forme des aliments. Ceci bien compris, nous pouvons maintenant aborder l'étude si importante du phénomène de l'hérédité.

Nous verrons ensuite l'action du moule physique ou ambiant, dans l'étude que nous ferons de l'éveil des fonctions physiologiques à la naissance ainsi que du développement sensoriel, ensuite le milieu social interviendra pour la formation et le développement intellectuel et moral.

Loi et théorie de l'hérédité.

Qu'est-ce que l'hérédité ?

L'hérédité est la loi naturelle d'après laquelle chaque être vivant reproduit dans ses descendants ses principaux caractères.

Autrement dit l'hérédité est la loi naturelle, la loi normale de la reproduction. Ce qui veut dire que normalement, chaque être vivant, en se reproduisant dans ses descendants, doit se reproduire semblable à lui-même dans ses grandes lignes, dans ses caractères les plus essentiels, les plus fondamentaux, les plus caractéristiques, les plus individuels. En sorte que l'hérédité est la règle au lieu d'être une exception, une particularité, comme on la considère encore trop souvent. Il suffit, d'ailleurs, pour bien comprendre ce véritable caractère de l'hérédité, de l'envisager telle qu'elle se manifeste dans la nature et d'analyser les conditions dans lesquelles elle se montre, c'est-à-dire de rechercher les conditions dont elle dépend.

Tout d'abord nous devons remarquer que l'hérédité est une loi commune à la reproduction de tous les êtres vivants. Or, autant l'hérédité nous paraît difficile à expliquer quand on ne l'envisage que dans ses manifestations particularistes, isolées, chez les organismes supérieurs, autant elle apparaît naturelle, simple, dès qu'on l'envisage chez les organismes inférieurs où elle se confond manifestement avec le phénomène de la reproduction. Par exemple, si nous examinons le fait de la reproduction chez les protozoaires, c'est-à-dire chez les animaux inférieurs encore dépourvus d'organisation proprement dite, uniquement composés de cellules, il est évident que la reproduction de ces petits êtres, qui se fait par une simple division de la cellule mère en deux nouvelles cellules, doit naturellement, nécessairement même, amener la reproduction de deux individus nouveaux, semblables au premier. Ici, sans aucun doute, l'hérédité est complète et se confond avec la reproduction ou génération.

Si nous envisageons la reproduction par un bourgeon, dite gem-
miparité, nous comprenons encore facilement que le nouveau
venu, ayant commencé à se développer et à vivre en faisant partie
intégrante de son progéniteur, doit naturellement reproduire les
mêmes caractères généraux que celui-ci. Là encore, l'hérédité nous
semble toute simple à admettre et à expliquer par le fait seul du
mode de reproduction.

Mais il n'en est plus de même dès que nous passons à la reproduction sexuée, soit ovipare, c'est-à-dire au moyen d'un œuf, soit
vivipare, c'est-à-dire sous la forme d'un embryon. Cependant il est
un premier point très significatif que nous constatons et trouvons
tout naturel, c'est que, par exemple, chaque espèce d'animal produise un œuf ayant des caractères propres, et que ces œufs donnent
naissance à des animaux qui reproduisent tous les caractères communs de l'espèce. En y réfléchissant même, nous trouvons qu'il ne
doit pas pouvoir en être autrement, attendu que, d'une part, deux
animaux d'espèce différente ne peuvent pas logiquement être supposés produire des œufs absolument semblables, et que, d'autre
part, des œufs différents, c'est-à-dire d'espèce différente, ne peuvent
pas faire autrement que de donner naissance à des animaux différents. En continuant le même raisonnement, nous sentons que la
différence entre les œufs produits par des animaux différents doit
être en rapport avec la différence entre ceux-ci, c'est-à-dire que les
œufs doivent être d'autant plus différents, que les animaux sont
plus différents et d'autant plus semblables que les animaux sont
plus semblables. Or cela nous amène tout directement à cette conséquence que les œufs d'animaux de la même espèce doivent nécessairement produire des animaux proportionnellement aussi semblables entre eux que les animaux qui ont produit ces œufs sont
semblables entre eux. A plus forte raison, les œufs multiples d'un
même animal doivent nécessairement être semblables entre eux et
produire nécessairement des animaux sensiblement semblables
entre eux et semblables à leur progéniteur, c'est-à-dire qu'ils doivent
naturellement et nécessairement reproduire les caractères propres
de l'espèce et de la famille à laquelle ils appartiennent, ce qui constitue leurs caractères *héréditaires*.

Le même raisonnement s'applique évidemment à l'homme. Seulement il faut bien noter que l'hérédité ainsi envisagée est ce que

nous pouvons appeler l'hérédité normale, régulière, constante, tandis que l'hérédité dont on se préoccupe le plus ordinairement, c'est l'hérédité pathologique, l'hérédité des anomalies, qui sont bien des manifestations de la même loi d'hérédité, mais des manifestations dues à l'intervention de *facteurs anormaux ou accidentels*. C'est, croyons-nous, pour n'avoir pas suffisamment compris que l'hérédité n'est qu'une conséquence, n'est qu'une manifestation de la loi d'organisation, laquelle, comme nous l'avons vu, n'est elle-même que l'effet, que la résultante de la loi d'adaptation et de différenciation, c'est pour cela, disons-nous, que la loi d'hérédité a paru si obscure et a donné lieu à tant de théories.

Si les êtres qui se succèdent de génération en génération pouvaient naître, vivre, se reproduire et mourir toujours exactement, absolument dans les mêmes conditions d'influences de toutes sortes qui agissent et peuvent agir sur eux, si, en un mot, toutes les générations successives d'une même souche, d'une même famille, pouvaient prendre naissance et se former sous l'influence des mêmes facteurs, c'est-à-dire si toutes ces générations pouvaient se mouler dans les mêmes moules sans aucune différence ni changement, il en résulterait une ressemblance parfaite, constante entre tous les descendants de la même souche. Mais cela n'est pas possible. La loi de la vie, comme d'ailleurs la loi de tout ce qui est, c'est le changement, c'est la *différenciation* incessante qui fait qu'un être, quel qu'il soit, ne sera plus demain ce qu'il est aujourd'hui. De là, les différenciations continues dans chaque être qui constituent sa propre évolution, son mouvement vital ou trophique, sa propre vie. Toutes ces différenciations sont causées, provoquées par l'action des influences extrinsèques et deviennent le point de départ, la genèse d'autant *d'adaptations* de l'organisme qui constituent elles-mêmes la genèse de l'organisation proprement dite de chaque être vivant. Or ces adaptations ne sont pas toutes de même importance et ne prennent pas toutes la même part dans l'organisation proprement dite de l'organisme, de l'être vivant. Il y en a qui ne sont qu'accidentelles, passagères, superficielles, tandis que d'autres sont constantes, durables, profondes : ce sont ces dernières qui font partie intégrante de l'organisation : c'est pour cela que nous les disons *organisées* et que nous qualifierons *organiques* les fonctions qui en découlent pour bien indiquer le *caractère organisé* de ces dernières, c'est-à-dire pour bien traduire qu'elles sont la manifestation d'une organisation au même titre que les fonctions physiologiques de nos grands organes.

De ces deux espèces d'adaptations, il est facile de comprendre que les secondes, celles qui deviennent *organisées*, doivent naturellement et nécessairement être d'autant plus *organisées*, c'est-à-dire être d'autant plus profondément intégrées, incorporées à l'organisation générale, qu'elles sont l'effet, la résultante, d'une part, de facteurs agissant d'une façon plus constante sur l'organisme et, d'autre part, qu'elles constituent des adaptations plus importantes au point de vue de la survie de l'individu au milieu des conditions qui les ont provoquées.

Il en résulte que ces adaptations apportent aux individus des caractères nouveaux dont l'importance, au point de vue de la forme comme de la fonction, dépend de l'importance vitale des conditions auxquelles elles répondent. Mais ces caractères nouveaux, d'après ce que nous avons vu, doivent nécessairement imprimer aux descendants des individus qui les ont acquises des caractères différents, des caractères nouveaux, lesquels, précisément, constituent ce que nous appelons les caractères *héréditaires*, c'est-à-dire les caractères propres, particuliers, qui, se transmettant de père en fils, donnent à chaque famille son cachet spécial, son *air de famille*, au double point de vue physique et moral.

C'est ce que nous traduisons en disant que la transmission héréditaire est d'autant plus régulière, plus constante, plus adéquate, que le caractère transmis est plus ancien, plus fixé, *plus organisé*.

Inversement la transmission héréditaire est d'autant plus aléatoire que la particularité ou adaptation à transmettre est plus récente, plus superficielle, plus incomplètement fixée, c'est-à-dire *moins organisée*.

Autrement dit, ce qui crée, ce qui engendre l'hérédité, c'est *l'organisation* du caractère à transmettre héréditairement ce qui règle l'hérédité, c'est-à-dire ce qui fait cette hérédité plus ou moins fatale, c'est le degré de cette organisation du caractère à transmettre et la présence ou le renouvellement des conditions propres au développement de l'adaptation spéciale que ce caractère représente.

C'est ce que nous appellerons le caractère *organique*, c'est-à-dire *l'état d'organisation* de tout ce qui se transmet héréditairement. Ce caractère *organique* de l'hérédité *psychique* ou *morale*, aussi bien que *physique*, est pour nous la véritable clef de toutes les difficultés inhérentes au mystérieux problème de l'hérédité.

  - Tout le monde est d'accord pour admettre implicitement ce caractère organique dans la transmission héréditaire de toute ressemblance ou analogie physique : ici l'hérédité nous semble toute simple à force d'être constante, nous finissons même par la confondre avec la transmission même de la vie ou génération.

  Le caractère organique de l'hérédité est encore visible, tangible, indiscutable dans les faits d'anomalie ou malformations physiques : l'hérédité de doigts supplémentaires et autres particularités physiques constatées de génération en génération dans une même famille nous frappe déjà beaucoup plus en qualité d'anomalie, de chose non naturelle, que comme manifestation de la même loi de transmission héréditaire de la constitution ou conformation physique de père en fils. Ici, encore, le caractère organique, physique, de l'hérédité est évident, et il suffit d'un peu de réflexion pour comprendre qu'il se rattache directement à l'hérédité physique générale des êtres animés.

  Si maintenant nous envisageons l'hérédité des aptitudes physiques résultant d'une conformation physique spéciale, telle que la souplesse et mobilité articulaire si remarquable chez les familles des clowns, ou la force musculaire de nos hercules forains, nous retrouvons encore nettement cette même représentation physique des particularités susceptibles d'être transmises héréditairement et en même temps des aptitudes fonctionnelles correspondantes. Ici la nature de la fonction nous permet de retrouver sa marque physique dans la conformation de ses organes : c'est là une véritable transition entre ces ressemblances physiques anatomiques et fonctionnelles et les ressemblances physiologiques ou fonctionnelles dont nous ne pouvons plus retrouver la marque anatomique et surtout les ressemblances morales où tout contrôle physique nous fait défaut.

  L'hérédité tératologique nous amène tout naturellement à considérer l'hérédité pathologique. Or, chose curieuse, c'est précisément l'hérédité nerveuse qui est la plus indiscutablement admise et la mieux établie par la science, c'est-à-dire celle qui va nous être du plus grand secours pour montrer le même caractère organique ou physique de toute transmission héréditaire. Certainement les savants les plus partisans de l'hérédité nerveuse n'ont pas la prétention d'avoir démontré encore ce caractère physique dans tous les cas ; mais, vouloir s'appuyer sur cette impuissance de nos moyens d'investigation anatomique dans des recherches aussi difficiles, aussi nouvelles que les localisations et fonctions cérébrales, vouloir surtout demander à la science de résoudre d'abord toutes les difficultés, c'est méconnaître singulièrement le caractère même de la science et la relativité inévitable de toutes nos connaissances. L'hérédité d'une foule de cas pathologiques des fonctions nerveuses, organiques (dystrophies nerveuses), psychiques (idiotie, crétinisme, épilepsie, surdi-mutité), morales (aberrations des dégénérés, etc.), est parfaitement démontrée aujourd'hui comme ayant son empreinte physique dans le système nerveux.

Bien plus, l'hérédité des maladies nerveuses telles que les dégénérescences diverses de la moelle épinière (ataxie locomotrice), du cerveau (ramollissement cérébral, méningo-encéphalite des paralytiques généraux, etc., hémorragies cérébrales dans les familles d'apoplectiques) constituent, en réalité, autant de preuves du même caractère organique, physique, de l'hérédité psychologique particulière à ces cas. On ne peut, en effet, nier que dans toutes ces maladies, ou plutôt que chez tous les individus prédisposés héréditairement à ces maladies, on ne trouve une évolution psychique particulière, et il suffit de nous reporter au temps peu éloigné où ces maladies étaient encore méconnues dans leurs caractères physiques pour voir que les malades étaient considérés comme simplement atteints de troubles fonctionnels moteurs, sensitifs ou psychiques auxquels on donnait le nom de maladies essentielles : c'est encore ainsi que les pathologistes appellent les maladies dont ils n'ont pu réussir à découvrir la lésion anatomique.

Or, si tout le monde admet aujourd'hui que la prédisposition à une foule de lésions cérébrales peut se transmettre par hérédité, ne sommes-nous pas tout aussi autorisés à dire que la transmission des troubles psychiques qui en découlent est assurée aussi par un caractère organique, par une adaptation organisée ?

Nous ne croyons pas qu'aucun aliéniste refuse de voir un caractère organique, anatomique, démontré ou non démontré, dans tous les cas d'hérédité d'aliénation mentale, quelle qu'en soit la forme. Nous admettons couramment que la ressemblance morale se transmet héréditairement tout aussi bien que la ressemblance physique, nous constatons tous les jours l'hérédité de particularités morales tout comme de particularités physiques ; nous venons de voir la corrélation constante entre l'hérédité pathologique physique et psychique ; mais, imbus de nos vieilles idées sur l'essentialité de notre vie psychique, nous répugnons à voir dans ces faits la preuve expérimentale du caractère organique de toute hérédité psychique. Il y a là, il faut bien le reconnaître, une difficulté énorme qui tient surtout à l'insuffisance de nos moyens d'expression. C'est au point qu'en médecine même il n'y a pas d'autre expression que le mot « essentiel » pour désigner les maladies dont les lésions anatomiques ne sont pas encore connues. C'est là, évidemment une lacune, d'autant plus qu'actuellement les doctrines physiologiques ne comportent nullement l'idée de troubles fonctionnels sans une modification quelconque des éléments anatomiques : c'est ce qu'on a essayé de décrire sous le nom de troubles dynamiques. Mais ces modifications dynamiques, au fond, ne sont précisément que des adaptations qui tendent à *s'organiser* en raison de la persistance des causes qui les engendrent.

Nous verrons dans notre étude du développement intellectuel que nos fonctions sensorielles ne peuvent se comprendre autrement que comme un enchaînement d'adaptations et que sans ces adaptations sensorielles comme base, comme substratum de nos facultés intellectuelles, celles-ci ne pourraient se manifester. Dès lors l'hérédité psychique et morale, nous paraîtra susceptible d'être interprétée de la même façon que l'hérédité physique, par le moyen de l'organisation, c'est-à-dire du caractère organique des adaptations transmises héréditairement.

Seulement il faut bien noter de suite que les particularités dont on s'occupe généralement sous le nom d'hérédité psychique ou morale, ne correspondent pas ordinairement à des adaptations aussi profondément fixées, aussi organisées que les particularités ou caractères physiques dont la transmission de père en fils constitue l'hérédité physique. Aussi nous semble-t-il très important de remarquer que, dans ces cas, l'hérédité doit être envisagée comme une aptitude, comme une prédisposition, dite *héréditaire*, chez l'enfant, à reproduire tel ou tel caractère, telle ou telle faculté de ses parents. Ainsi envisagée, en effet, l'hérédité perd son caractère de fatalité inéluctable. Elle devient, dans certains cas, un moyen de perfectionnement. Nous trouvons dans cette loi naturelle un profond enseignement au point de vue pédagogique et social en même temps que la base, que l'indication d'une foule d'applications de toutes sortes comme nous le verrons à chaque instant dans le cours de nos études.

Développement physiologique.

La vie intra-utérine de l'embryon nous fait assister à la genèse, à la formation et au développement des organes. Ce développement nous apparaît avant tout comme un produit, comme un bourgeonnement de l'organisme maternel. La naissance nous fait assister à l'éveil, au développement de la vie individuelle, de la vie physiologique. Ce nouveau développement nous paraît manifestement se faire sous l'impulsion des excitations ou influences extérieures qui semblent bien être les moteurs qui mettent les organes en activité. Il y a là un changement radical dans la façon de vivre ou plutôt dans les sources de la vie : au lieu de puiser ses éléments de vie et d'organisation dans le sang maternel, l'enfant, désormais, doit les puiser dans son milieu extérieur, dans l'ambiance. Comment se produit ce changement dans la façon de vivre ? Pour répondre à cette question, le plus sûr est de commencer par regarder, par observer, par analyser ce qui se passe.

Dès que le fœtus arrive au contact de l'air extérieur, on voit se produire des mouvements de respiration, la bouche s'ouvrir et donner passage à l'air. Ce premier acte de la respiration s'annonce généralement par un cri ; les physiologistes et les philosophes discutent encore pour savoir s'il est un simple réflexe ou un signe de sensibilité, un cri de douleur à l'entrée du nouveau-né dans notre monde. Pour nous, ce cri se produit par réflexe comme l'acte respiratoire lui-même dont il n'est qu'une manifestation. Ce cri nous paraît simplement en rapport avec le degré de force des premiers mouvements de respiration, car il fait défaut dans les cas où la respiration est très faible soit par faiblesse congénitale du nouveauné, soit par suite de souffrance du jeune organisme pendant le travail de l'accouchement. On peut ainsi assister avec des enfants naissant en état d'asphyxie, à un éveil plus ou moins difficile, plus ou moins long du réflexe respiratoire, consistant d'abord en une inspiration, plus ou moins complète, sans aucun cri, puis en une inspiration mieux caractérisée avec l'apparition d'un cri faible, voilé, qui semble nettement se fortifier parallèlement à l'agrandissement des mouvements de respiration. D'autre part, dans les cas de présentation du siège, c'est-à-dire lorsque l'enfant sort par les pieds au lieu de venir la tête en avant, on constate presque toujours des mouvements semblables aux mouvements de respiration avant même que la tête soit sortie, et, par conséquent, avant que l'air puisse pénétrer par la bouche. Tout le monde sait que les premiers mouvements de respiration semblent aidés, facilités par un bain chaud, par la flagellation, par les mouvements de respiration artificielle, par les tractions rythmées de la langue. D'autre part, les mouvements de respiration ne se produisent pas si l'enfant se trouve plongé ou maintenu dans de l'eau ou dans un milieu irrespirable. Tout cela, en dehors de toute théorie, de toute idée préconçue, semble bien établir que le premier cri de l'enfant nouveau-né et le premier mouvement de respiration sont produits par l'excitation de l'air atmosphérique, par le changement de température. Cette réponse de l'organisme nouveau-né à une excitation par un mouvement constitue bien ce qu'on est convenu d'appeler un mouvement réflexe au même titre que tous les mouvements qui se produisent chez nous comme chez n'importe quel animal en présence d'une excitation produite par l'impression subite d'un contact, d'un coup, d'un corps chaud ou froid, d'une piqûre, d'une brûlure, etc. Par l'établissement de la respiration, lors de la naissance, commence chez l'homme toute une série de réflexes typiques comme celui de l'éternuement, par exemple, qui peut être provoqué par une légère aspersion, froide ou tiède, sur la face de l'enfant, ou par l'excitation due à de la poudre de lycopode répandue dans l'air. Ici, l'éternuement est manifestement dû à l'excitation périphérique du rameau nasal du nerf trijumeau qui la transmet au système nerveux central lequel la renvoie sous forme d'excitation motrice par la voie des nerfs expirateurs aux muscles expirateurs dont la contraction brusque amène l'éternuement. Or ce réflexe, fréquent chez les nouveau-nés et les nourrissons, est la preuve et le type de l'existence de relations très solides, *organisées* entre le nerf trijumeau et les nerfs expirateurs, de même que l'acte de la respiration est la preuve de l'existence d'une coordination organisée entre les nerfs périphériques de la peau et les nerfs respirateurs. L'accélération des mouvements de la respiration facile à constater, chez les nourrissons endormis, sous l'influence de bruits soudains qui ne vont pourtant pas jusqu'à les réveiller, indique de même une coordination réflexe, une *coorganisation*, entre le nerf auditif et les nerfs respirateurs, intercostaux et phréniques. La lenteur avec laquelle se produit souvent chez l'enfant la régularisation de la respiration, paraît dépendre beaucoup de sa grande excitabilité réflexe, qui a pour conséquence d'amener à chaque instant, sous l'influence des excitations de toutes sortes, des troubles dans le rythme normal de la respiration en train de s'établir. Plus tard, en effet, les mêmes excitations peuvent se produire sans troubler ce rythme respiratoire.

Le premier mouvement de respiration du nouveau-né constitue un exemple type d'un réflexe organique qui en entraîne toute une série d'autres à sa suite. L'excitation produite par l'air et la température de l'atmosphère a, en effet, pour double conséquence : 1º les mouvements de la respiration qui entraînent à leur suite une modification profonde dans la circulation par suite de la substitution de la circulation pulmonaire à la circulation placentaire ; 2º le phénomène bio-chimique de l'hématose, c'est-à-dire l'absorption de l'oxygène de l'air par l'hémoglobine du sang qui, transporté et répandu dans le petit organisme par la circulation, va porter aux divers éléments anatomiques son action oxydante, comburante laquelle va, à son tour, provoquer, entretenir et assurer le double mouvement d'assimilation et de désassimilation qui constitue la nutrition et préside à l'accroissement et à l'entretien de l'organisme physique proprement dit.

Nous serons amenés aux mêmes conséquences si nous envisageons l'autre grande fonction nouvelle du nouveau-né, l'alimentation, qui, pour nous, prend également naissance dans un réflexe, mais dans un réflexe qui nous paraît devoir être envisagé d'une façon toute différente de ce qu'on en dit généralement. Au lieu de nous demander si le besoin de téter est un effet de l'instinct ou de l'hérédité, nous le considérons simplement comme un besoin organique au même titre et par le même mécanisme que la faim et la soif chez l'adulte, et nous en trouvons la cause, la source dans l'excitation organique, interne, provoquée par le fait même du nouveau mode de nutrition résultant de la substitution de la respiration et de l'hématose à la circulation placentaire. Chez le fœtus, en effet, le sang puisait en même temps dans l'organisme maternel, l'oxygène et les autres éléments nutritifs. Chez le nouveau-né l'oxygène pénètre seul dans le sang par l'acte de la respiration. Sous l'influence des oxydations ou combustions dues à son action, il se produit une modification chimique des éléments organiques qui crée une sorte d'appel d'éléments nouveaux pour remplacer ceux qui ont été détruits, et c'est cet appel, ce besoin organique qui constitue la faim et la soif chez l'adulte, et provoque chez le nouveau-né le *réflexe du téter*, lequel, à son tour, entraîne toutes les conséquences physiologiques de l'alimentation depuis les fonctions variées et complexes de la digestion et de l'absorption jusqu'à celles du renouvellement de l'énergie sous toutes ses formes physiologiques. Une preuve de la légitimité de notre interprétation nous semble fournie par le fait que le besoin de téter paraît chez les nouveau-nés offrir un rapport assez constant avec la vigueur de l'organisation, l'intensité de la respiration. On rencontre, en effet, d'autant plus de difficulté à faire téter un nouveau-né que celui-ci est plus chétif, moins viable ou qu'il a souffert davantage pendant le travail de l'accouchement. De même encore la respiration et l'alimentation se montrent d'autant plus précaires que la naissance a lieu davantage avant terme. Ce dernier fait doit encore attirer notre attention à un autre point de vue, c'est que les fonctions dont nous parlons, comme toutes les autres d'ailleurs, pour pouvoir s'éveiller par réflexes, pour pouvoir se manifester, en un mot, demandent que leurs organes aient atteint un degré de développement suffisant pour en permettre le fonctionnement. C'est ce que nous voyons, admettons et comprenons très bien pour la respiration, la circulation et l'alimentation ; c'est ce que nous ne devons pas oublier à propos des fonctions nerveuses, afin de ne pas nous égarer à discuter sur la possibilité ou non d'une psychologie de l'embryon et même d'une conscience chez le nouveau-né, alors que les diverses parties du système nerveux cérébral ne sont pas encore arrivées à leur complet développement. L'embryologie nous montre le développement du système nerveux par phases, par métamorphoses successives ; l'anatomie nous apprend que ce système nerveux n'a pas encore acquis son développement complet au moment de la naissance. L'observation du nouveau-né nous fait assister à l'éveil des diverses fonctions physiologiques et nous montre que les fonctions sensorielles, d'abord réduites à une simple excitabilité, se développent, se précisent en se différenciant de plus en plus par l'exercice d'après la grande loi biologique : la fonction fait l'organe.

Il résulte de là que ce que nous pouvons appeler l'*éveil réflexe* des fonctions respiratoires et alimentaires à la naissance par réaction aux excitations multiples que reçoit le nouveau-né par son contact avec le monde extérieur, constitue, en réalité, la première manifestation de la sensibilité *physique* et marque la transition entre la sensibilité organique ou trophique qui se manifestait déjà chez le fœtus pendant la vie intra-utérine puisqu'il y avait déjà circulation, nutrition et innervation trophique, et la sensibilité sensorielle proprement dite qui s'éveille également au contact des agents physiques divers : lumière, son, calorique, et va donner lieu à un développement nouveau, le développement sensoriel, lequel va être la base, la source et la condition du développement intellectuel et moral.

DÉVELOPPEMENT SENSORIEL

———

Nous avons vu à l'étude du nouveau-né, au point de vue de son développement physique, qu'il apparaît au monde à sa naissance avec des organes bien formés : des poumons pour respirer, un tube digestif pour se nourrir ; nous comprenons bien que ces appareils n'ont pu fonctionner dans le sein de la mère et nous les voyons passer brusquement de l'inaction à l'activité par le fait seul de la présence de leur élément, l'air pour le poumon, le lait pour l'appareil digestif. Nous avons déjà dit que cet éveil de fonctions nouvelles si importantes se produit par l'effet de l'excitation spéciale pour laquelle chaque appareil est organisé et par laquelle il est exclusivement susceptible d'être excité, c'est-à-dire d'être mis en jeu, en activité fonctionnelle. Ces faits sont tellement connus que nous les acceptons et les laissons passer sans nous arrêter à nous en demander davantage la compréhension et surtout sans en chercher l'analogie instructive avec une foule d'autres phénomènes qui apparaissent également à la naissance ou plus tard et dont nous sommes, au contraire, beaucoup plus frappés, étonnés et même embarrassés dans notre esprit dès que nous voulons y réfléchir, précisément parce que nous négligeons la filiation analogique qui les rattache à ces faits fondamentaux de la première manifestation de la vie chez le nouveau-né.

Or, l'enfant apporte aussi, déjà tout formés, à la naissance, les organes spéciaux de la sensibilité, les appareils sensoriels de la vue, de l'ouïe, du toucher, du goût et de l'odorat qui entrent subitement en activité et qui vont devenir le point de départ de son développement psychique. Seulement ici, il faut avoir bien soin de remarquer que chacun de ces sens n'est organisé que pour être excitable à son excitant propre, spécial, la lumière pour l'œil, le son pour l'ouïe, le contact pour le toucher, etc.

Il ne s'agit donc pas de discuter pour savoir si le nouveau-né voit ou entend, car ces mots n'ont pas encore leur signification pour ce qui se passe chez lui : la lumière produit son effet d'excitant spécial sur l'appareil visuel qui est organisé pour vibrer à son unisson, cette excitation est plus ou moins intense, suivant l'intensité de la lumière et surtout suivant le degré de sensibilité individuelle propre à chaque enfant comme le prouvent les différences observées chez des enfants différents et les résultats variables des observations suivant les cas. Il en est de même pour les autres sens.

Tout cela nous est facile à comprendre avec l'idée des *adaptations organisées* telle que nous l'avons interprétée, et surtout avec l'idée que chaque organe spécial de sensibilité a été la résultante de l'influence différenciante, adaptatrice et organifiante spéciale de l'excitant auquel cet organe va maintenant se montrer exclusivement sensible.

C'est d'ailleurs ce que fera mieux ressortir l'exposé de ce qui se passe, de ce que tout le monde peut observer chez le nouveau-né, au point de vue de son développement sensoriel.

Développement de la vision.

On a raison de dire que le nouveau-né est, jusqu'à un certain point, un petit aveugle, mais à la condition de bien comprendre que cela veut dire que la vision proprement dite n'existe pas encore, bien que l'organe de la vision existe et soit sensible, soit *excitable* par la lumière. C'est, en effet, dans cette excitabilité de l'œil à la lumière ainsi envisagée, que nous trouverons l'explication des divergences d'opinions des observateurs, les uns prétendant avec Tiedmann, que les enfants, dès les premiers moments de la vie, recherchent avec avidité et perçoivent avec plaisir la clarté du jour, les autres, avec Espinas, Preyer, Cuignet, Compayré, soutenant qu'au contraire le nouveau-né vient au monde avec une sorte de phobie, avec « une véritable antipathie » pour la lumière. Ces divergences d'opinions sont l'effet de différences réelles chez des enfants différents et suivant les cas, par suite des différences individuelles et circonstancielles d'excitabilité. Il n'y a là rien d'exclusivement propre à l'œil, c'est une loi générale de la sensibilité, de tous les modes de sensibilité, que nous verrons toujours variable suivant les individus et suivant les états différents du même individu au point de vue de ses dispositions générales qui résultent de ce que nous appelons son état normal, son état d'excitabilité ou de dépression, son état de santé ou son état de maladie.

Pour bien apprécier cette question de la sensibilité du nouveau-né à la lumière, il nous semble qu'il est bon de remarquer que son œil, non encore habitué à l'effet de la lumière, doit se trouver dans une situation analogue à celle d'un adulte qui passe brusquement de l'obscurité à une lumière éclatante, et que cette transition brusque explique suffisamment les autres réflexes concomitants par l'intensité de l'excitation qui en résulte sur un organisme non encore préparé, non adapté à une semblable mise en activité. La preuve nous en est d'ailleurs donnée par ce que Wardrop a constaté chez une aveugle de 46 ans qu'il avait opérée et qui se plaignait que la clarté « blessait ses yeux ». Disons donc tout simplement que l'excitabilité à la lumière est elle-même la cause toute mécanique de ce qui se passe chez le nouveau-né : il n'y a, à proprement parler, ni goût ni antipathie pour la lumière, mais un degré plus ou moins grand d'excitabilité, et, conséquemment, une réaction plus ou moins vive, sous la forme de réflexes divers : mouvement des paupières, clignotement des yeux, strabisme, etc. Preyer « a fait à plusieurs reprises l'observation que la lumière tombant sur le visage d'enfants endormis provoque aussitôt une contraction des paupières, sans que le réveil se produise ». N'est-ce pas là une preuve de la nature purement réflexe des mouvements ainsi produits chez le nouveau-né, sous l'effort de l'excitation par la lumière ?

Pour bien comprendre le mécanisme du développement et de l'organisation de la vision, il faut donc uniquement partir de ce fait, que tout ce qui constitue ce développement, cette évolution va résulter des excitations de plus en plus complexes, de mieux en mieux différenciées de la lumière sur l'organe visuel et des réflexes à ces excitations de mieux en mieux adaptés. Si la lumière était une chose simple, toujours la même, l'impression qu'elle produirait sur la rétine serait simple et se répéterait toujours la même ainsi que le réflexe qui en résulterait. Mais il n'en est pas ainsi, la lumière est un phénomène physique fort complexe et donne lieu, par le nombre infini de manières différentes qu'elle a d'impressionner la rétine, à un phénomène physiologique fort complexe, la vision, qui comprend non seulement la perception séparée de chacun des modes ou aspects différents de la lumière qui constituent les *couleurs* et les *formes* des objets, mais encore l'ensemble des réactions et répercussions que celles-ci provoquent, depuis les réflexes moteurs divers, jusqu'aux sensations et même jusqu'aux idées de lumière, de couleur, de forme des corps qui en découlent. Aussi, nous semble-t-il utile d'étudier successivement le développement de la vision d'abord dans le fait même de l'action de la lumière sur la rétine, qui amène la distinction, c'est-à-dire la différenciation entre le clair et l'obscur, entre la lumière diffuse et une lumière isolée, comme la lumière d'une bougie, d'une lampe, ensuite dans le fait de la distinction, c'est-à-dire de la différenciation des couleurs, enfin dans le fait de la distinction des formes et des dimensions qui découle de leur différenciation dans l'espace, grâce à l'intervention des sensations musculaires et du phénomène de l'accommodation.

La perception de la lumière.

« Chez mon enfant tenu devant la fenêtre, à l'aube, cinq minutes après la naissance, dit Preyer, la perception de la lumière ne parut pas être particulièrement vive. Il ouvrait et fermait les yeux alternativement, les paupières s'écartant de façon que la fente palpébrale eût une largeur d'environ cinq millimètres. Peu après, à la lumière naissante, je lui vis ouvrir les deux yeux tout grands : en les ouvrant ainsi, son front se ridait. »

Voilà bien, ce nous semble, le tableau d'une activité purement réflexe qui n'a encore rien à faire avec la perception proprement dite. En disant que la perception de la lumière ne lui parut pas particulièrement vive, Preyer a voulu dire, sans doute, non pas la perception, mais l'impressionnabilité. Pour notre part, nous avons eu souvent l'occasion de remarquer une espèce d'indifférence, d'apathie chez les nouveau-nés immédiatement après la naissance, à l'occasion du lavage des yeux auquel nous devions procéder de suite par mesure préventive de l'ophtalmie. Il nous a paru que les premiers mouvements des paupières se produisaient surtout en même temps que la contraction des autres muscles de la face sous l'influence des excitations diverses. Comme tous les observateurs, nous avons constaté que le nouveau-né semble ouvrir les yeux de préférence à la lumière diffuse et discrète du crépuscule ou de l'ombre faite par les rideaux de son berceau. Cela nous paraît prouver que la lumière exerce d'abord une influence excitatrice vague, confuse, en tant que lumière en général, avant de se différencier en ses modes divers que nous appelons les couleurs, les formes des objets. Cela ne veut pas dire que la rétine n'est pas excitable par une lumière plus vive, par exemple par la lumière directe du soleil, d'une lampe, etc. L'observation montre qu'une lumière trop vive agissant sur la rétine, provoque immédiatement la fermeture des paupières, c'est-à-dire que l'excès d'excitation provoque un réflexe défenseur. C'est ce réflexe des paupières, accompagné très vite d'un froncement du front et même d'un détournement de la tête, qui a fait dire que le nouveau-né craint la lumière, mais nous savons que le développement des centres cérébraux n'est pas encore assez avancé pour permettre les irradiations et associations nécessaires à la sensibilité consciente du plaisir ou de la douleur. Il n'y a encore que des réflexes.

Ce qui nous importe, d'ailleurs, c'est de savoir comment le nouveau-né arrive à percevoir, à distinguer et à interpréter les modes divers de la lumière. Or, les observations sur ce point sont plus faciles et plus concluantes que sur la question de savoir si l'enfant souffre ou non et à quel moment il commence à avoir du plaisir ou de la douleur. Ce qui se passe dans l'état d'anesthésie, sous le chloroforme en particulier, doit nous faire penser que des réflexes très variés et même en apparence très expressifs du plaisir ou de la douleur, peuvent parfaitement se produire aussi chez le nouveau-né, sans que celui-ci soit en état de sentir réellement ce que sa physionomie semble indiquer.

Tous les observateurs sont d'accord pour reconnaître que le nouveau-né ne commence qu'après un certain temps, quelques heures ou un à deux jours, à paraître sensible aux changements d'éclairage de la chambre où il est, à la présence d'une bougie, d'un objet fortement éclairé. « Au deuxième jour, dit Preyer, les yeux se fermèrent lorsque j'approchai rapidement la bougie allumée ; au neuvième la tête se détourna énergiquement de la flamme quand celle-ci était approchée tout de suite après le réveil. Les paupières étaient fortement rapprochées l'une de l'autre et les yeux bien clos. Mais le jour suivant, l'enfant étant dans son bain, j'approchai une bougie et la maintins à une distance d'un mètre : les yeux restèrent ouverts. » A titre d'épreuve de contrôle, en mettant, le même jour, l'enfant en présence d'une bougie à une même distance aussitôt à son réveil et brusquement au sortir de l'obscurité, Preyer constata que dans les deux cas les yeux se fermèrent. N'est-ce pas là manifestement un effet réflexe ?

En réalité, si on analyse bien ce qui se passe chez le nouveau-né, on voit que la rétine se montre sensible, c'est-à-dire excitable à la lumière dès la naissance ; que les différences de lumières, lumière diffuse et obscurité, lumière légère et lumière vive, ne tardent pas à se différencier d'avec l'excitation générale, commune, vague que produit d'abord la lumière. La preuve de cette différenciation se trouve dans les variations des réflexes de la pupille, des paupières et même de toute la face qui résultent de ces différences d'excitation. Mais ces réflexes, quoi qu'on en dise, ne prouvent nullement que l'enfant a conscience des différences de lumières. A la naissance, en effet, les bandelettes optiques sont encore blanches et n'acquièrent qu'un peu plus tard leur substance médullaire et leur pigment, c'est-à-dire leur organisation fonctionnelle, et leur rôle de voie d'association et de transmission au cerveau.

Les recherches d'Helmholtz et de Th. Young nous apprennent que les éléments nerveux de la rétine ne sont point tous indifféremment excitables à la lumière, mais que ces éléments offrent chacun une sensibilité, une excitabilité propre à une couleur différente, ce qui correspond aux différences de nombre des ondes constituant les différentes couleurs du spectre solaire. De plus, la sensibilité de la rétine se développe du centre à la périphérie. Nous retrouvons donc à propos de la rétine la confirmation de ce que nous avons dit à propos de la loi générale de l'organisation et de l'innervation : le développement embryonnaire de l'organe de la vision s'est fait sous l'influence de la force organisatrice provenant de l'hérédité, c'est-à-dire sous l'effet accumulé des adaptations ancestrales. A la naissance, l'enfant apporte un organe adapté spécialement pour vibrer, c'est-à-dire pour entrer en activité, sous l'effet de son excitant propre, la lumière. Celle-ci produit d'abord une excitation d'ensemble, une excitation générale, vague, confuse, qui amène d'abord une différenciation dans l'excitation comme dans la réaction entre la lumière et l'obscurité, entre le clair et l'obscur, puis entre le clair et le brillant, puis entre les variétés de clair et de brillant, c'est-à-dire entre les couleurs. Les observateurs ont, en effet, noté que ce qui paraît impressionner tout d'abord l'œil du nouveau-né, c'est la différence entre le clair et l'obscur, puis la différence entre la lumière diffuse et la lumière directe d'une lampe ; viennent ensuite les objets fortement éclairés, brillants, qui se distinguent facilement de ce qui les entoure. L'observation de Preyer montre nettement que les circonstances ont une grande influence sur l'ordre d'apparition de ces différenciations : c'est ainsi qu'il a noté que l'objet qui a paru agir le premier, en tant

qu'excitant distinct, a été un rideau de lit d'un rose brillant et for
tement éclairé qui se trouva, dès le début, continuellement expos
devant les yeux de son enfant.

Distinction des couleurs.

« Il est malaisé, dit Preyer, d'apprécier à quel moment l'enfan
se trouve en état de distinguer les couleurs, tout au moins le rouge
le jaune, le vert et le bleu. » Cela tient beaucoup, croyons-nous,
ce que les méthodes employées ne se rapprochent pas suffisammen
du mécanisme naturel du développement de la vision. Tous le
faits observés nous portent à croire que la rétine est sensible au
diverses couleurs, c'est-à-dire *excitable* par les ondes qui les cons
tituent au moins pour celles qu'on appelle les couleurs fondamen
tales : le rouge, le jaune, le vert et le bleu. Ainsi Preyer rapport
que le premier objet qui ait fait impression sur son fils, à caus
de sa couleur, fut vraisemblablement un rideau rose qui, vivemen
éclairé par le soleil, bien qu'il ne fût pas éblouissant, se trouvait
un pied environ de son visage et provoqua au 23° jour un rire d
contentement.

Ce simple fait observé et signalé par Preyer nous semble com
porter un double enseignement. En premier lieu, nous penson
que la priorité de ce rideau dans sa perception en tant qu'obje
coloré résulte manifestement de ce que ce rideau s'est trouvé l
premier objet brillant, exposé dans le champ visuel de l'enfant e
a nécessairement renouvelé chaque jour et à chaque instant l'effe
de l'excitation qu'il produisait sur la rétine de l'enfant, absolumen
comme le fait la lumière diffuse du jour, celle de la bougie ou d
la lampe dont on se sert journellement. Il en est résulté que l'imag
de ce rideau rose s'est nettement accusée, sur la rétine d'abord, et
ensuite tendu à se transmettre au cerveau avec son caractère dif
férent de coloration rosée, au même titre et par le même mécanism
de sa propre répétition que la bougie qui, tenue à un mètre d
distance, le même jour, provoqua des démonstrations de joie abso
lument identique, quand elle fut posée devant les yeux de l'enfant
perdus dans le vague. Preyer ajoute qu'il en fut de même quanc

on agita devant l'enfant des banderoles colorées, mais au 42e jour, c'est-à-dire à une époque relativement beaucoup plus reculée, ce qui nous paraît en rapport avec le fait que les dites banderoles n'avaient pas été exposées journellement aux yeux de l'enfant, comme le rideau rose de son lit et la bougie dont on se servait tous les soirs.

En second lieu, nous croyons que la question de la précocité de la distinction de telle ou telle couleur chez l'enfant, et de la préférence pour une couleur plutôt que pour une autre chez l'adulte, est dominée, en dehors des influences héréditaires, par le fait que la rétine a d'abord été exposée et s'est d'abord adaptée, habituée à la couleur qui sera reconnue, la première par l'enfant et recherchée par l'adulte. Preyer nous dit encore que l'enfant accuse d'abord de la joie devant les couleurs éclatantes, longtemps avant de pouvoir les nommer. Pourquoi, sinon parce que ce sont ces couleurs qu'on est le plus porté à lui montrer et qui, conséquemment, se différencient les premières comme excitants différents et provoquent des réactions différentes dans les centres nerveux sous la forme de réflexes, de sensations, de souvenirs et d'idées.

Pour savoir comment les choses se passent pour des couleurs simples, Preyer a entrepris une longue série d'expériences qui ont toutes le même défaut de confondre la faculté de nommer correctement les couleurs avec la sensibilité de l'œil à les distinguer les unes des autres. Binet a repris des expériences analogues en substituant heureusement la méthode de reconnaissance à celle d'appellation employée par Preyer. Quelque intéressantes que soient ces recherches, et quelque utiles qu'elles soient au point de vue de l'éducation du sens des couleurs, elles ont l'inconvénient de ne pas nous renseigner beaucoup sur la façon dont l'enfant arrive à distinguer, à reconnaître les couleurs les unes des autres. Nous pensons que c'est dans le fait universellement reconnu d'une différenciation progressive qu'il faut rechercher l'explication du mécanisme du développement de la vision en général et de la distinction des couleurs en particulier. Avec ce que nous savons maintenant de la constitution de la lumière et des couleurs, nous comprenons très bien que les différences dans le nombre des ondes de l'éther, qui constituent les différentes couleurs du prisme solaire, comme les différences dans le nombre de leurs vibrations constituent les notes de la gamme musicale, doivent naturellement produire des excitations différentes sur la rétine, et, conséquemment des vibrations différentes qui vont donner lieu à des transmissions différentes par les nerfs optiques aux couches optiques, c'est-à-dire dans le cerveau qui les enregistre. Naturellement nous sommes bien obligés d'admettre que des vibrations différentes transmises au cerveau doivent nécessairement s'imprimer, s'enregistrer dans celui-ci *différemment* les unes des autres. Mais, d'un autre côté, le cerveau ou plutôt la cellule cérébrale ne peut recevoir l'impression de deux couleurs différentes, le rouge et le bleu par exemple, sans être elle-même impressionnée par le contre-coup de leur action différente, ce qui constitue la sensation, la perception de leur différence. Il y a là un point très délicat à saisir, mais qui est d'importance capitale pour la compréhension du développement de la sensibilité sensorielle. Nous avons déjà eu à parler de ce qu'on appelle la sensibilité organique grâce à laquelle les excitations intrinsèques de nature organique, provenant du travail même de la nutrition, par l'effet des changements, des modifications moléculaires qu'entraîne celles-ci, sont transmises par les filets du grand sympathique aux ganglions de l'innervation trophique, qui représentent comme autant de centres trophiques d'où partent et où convergent les irradiations centripètes et centrifuges de toutes sortes qui établissent, par leur vaste réseau comprenant tout le corps, une communication incessante entre tous ces centres et par eux entre tous les organes, d'où résulte une harmonie, une solidarité entre toutes les fonctions, indispensable au bon fonctionnement et au bon entretien de la vie. Il y a dans le cerveau, une partie qu'on appelle le *sensorium commune* qui joue pour la vie sensorielle un rôle analogue à celui des centres trophiques ou ganglions du grand sympathique pour la vie organique. Ce sensorium commun, n'est pas, comme on l'a dit à tort, l'aboutissant de toutes les sensibilités spéciales, de toutes les sensations, mais c'est l'organe de la sensibilité interne, consciente, qui perçoit, non pas les excitations du dehors, mais les effets internes, les contre-coups organiques produits par le jeu d'action et de réaction des sensations les unes sur les autres, par un mécanisme d'irradiation et de mise en communication du travail sensoriel analogue à celui de l'innervation trophique dans la vie organique.

Par exemple, l'excitation spéciale de la couleur rouge sur la rétine, ne peut se communiquer, se transmettre au centre optique sans se différencier dans ce centre, d'une façon ou d'une autre, de la transmission analogue de l'excitation de la couleur bleue, et c'est précisément l'effet de cette différence entre deux sensations, qui se traduit sur le *sensorium commune* sous la forme de la sensation de la différence entre les deux autres, c'est une sensation qui constitue l'embryon de la conscience, de la connaissance de ces sensations, laquelle sensation ou impression de différence entre deux premières sensations, va, à son tour, donner lieu à une nouvelle sensation de différence entre cette première sensation-différence et une autre, et ainsi de suite.

On voit de suite par là que la perception proprement dite des couleurs découle de leur différenciation, et que celle-ci ne peut se produire que par la production d'excitations différentes et en raison de la répétition de celles-ci, comme nous le disent les résultats du développement spontané de la vision par les effets progressivement croissants en différenciation des excitations et en perception et en distinction, c'est-à-dire en reconnaissance des choses proportionnellement à la répétition des variétés d'excitation. Il suit de là qu'il serait très intéressant de reprendre les expériences de Preyer et de Binet sur la distinction des couleurs mais il faudrait procéder autrement. La première chose à rechercher, en effet, est la simple différenciation des couleurs, laquelle d'après l'observation déjà citée de Preyer sur son fils au sujet d'un rideau *rose*, paraît se faire de bonne heure. Il serait intéressant et utile de voir que les enfants procèdent par voie de simple différenciation, non seulement entre les couleurs dites fondamentales, mais entre toutes les couleurs, et qu'ils n'arrivent à la perception et à la notation de ces différences que par la répétition plus ou moins nombreuse et dans l'ordre et la proportion de ces répétitions. Pour cela, d'une part, on soumettrait des enfants très jeunes à des séries choisies de couleurs afin de pouvoir suivre la marche du développement du sens des dites couleurs, et, d'autre part, on rechercherait chez des enfants plus âgés ayant déjà une certaine distinction des couleurs, l'effet perfectionnant, éducateur, de la répétition méthodique des exercices de distinction et de reconnaissance des couleurs. Ce serait l'application expérimentale de la loi biologique :

la fonction fait l'organe et ce serait en même temps la démonstration du mécanisme du développement du sens des couleurs.

Mouvement des paupières.

Preyer a étudié longuement le mouvement des paupières chez le nouveau-né. Il résulte de ses observations que ce qui caractérise d'abord ce mouvement, c'est son incohérence, son asymétrie, son défaut de coordination : même éveillés, les nouveau-nés ont bien plus souvent les yeux fermés qu'ouverts, un œil reste souvent ouvert pendant que l'autre est fermé ; une paupière s'ouvre et se ferme indépendamment et inégalement par rapport à l'autre ; le mouvement des paupières est d'abord indépendant du mouvement des yeux, la paupière s'élevant par exemple pendant l'abaissement du regard.

Ces faits nous semblent bien prouver que, non seulement l'enfant ne voit pas à sa naissance, mais que les réflexes moteurs du globe oculaire et de ses annexes ne sont pas encore adaptés, coordonnés, ni organisés. C'est ainsi que les nouveau-nés ne ferment pas les paupières quand on approche vivement la main de leurs yeux, tandis que cette fermeture se produit en même temps que le resserrement de la pupille en présence d'une lumière vive, parce que, dans ce dernier cas, il y a excitation très vive, suffisante pour provoquer le réflexe qui se produira plus tard avec une excitation moindre par l'effet de l'accommodation.

Tandis que le moindre attouchement des cils, du bord des paupières, de la conjonctive, de la cornée provoque l'abaissement immédiat de la paupière, dès le 6e jour, quoique plus lentement que chez l'adulte jusqu'au 12e jour, ce n'est qu'à partir du 57e et 58e jour que Preyer remarqua pour la première fois la production du battement des paupières quand il approcha rapidement sa tête du visage de l'enfant. Après cette expérience, ajoute Preyer : « le battement des paupières se produisit lors de toute impression vive et inattendue, et persista en tant que réflexe acquis, se reproduisant lors de toute circonstance du même genre. »

Ces faits nous montrent bien le mécanisme d'organisation des réflexes par l'effet de l'adaptation ; ils nous montrent aussi pourquoi les réflexes pupillaires, dilatation et resserrement de l'iris, se montrent dès la naissance parce qu'ils sont la réaction première, directe, à l'action de la lumière sur la rétine, tandis que les réflexes palpébraux sont plus tardifs et surtout non coordonnés parce qu'ils ne sont qu'une réaction indirecte à l'action de la lumière, laquelle ne les provoque que par un accès d'excitation, étant plutôt une réaction à une excitation de la région oculo-palpébrale ou mieux encore étant le réflexe d'une sensation visuelle de surprise ou de peur.

Les mouvements des yeux.

Les mouvements des yeux ont une importance considérable dans le fait de la vision, car, sans ces mouvements, l'œil ne verrait que ce qui se trouverait directement en face de lui, dans ce qu'on appelle le champ visuel. Grâce aux mouvements en dedans, en dehors, en bas, en haut, l'œil agrandit son champ d'exploration, les mouvements de la tête et même du corps lui permettent l'exploration dans tous les sens. Tout cela peut se faire avec un seul œil, mais la vision binoculaire est nécessaire pour nous permettre de percevoir l'espace et elle exige la convergence, la coordination des mouvements des deux yeux. Or, quoi qu'on en ait dit, et quoi qu'une observation superficielle puisse en faire penser, « il en est des muscles des yeux, dit Preyer, comme des autres muscles du corps et du visage : le nouveau-né les contracte sans but précis. Aussi voit-on, pendant que les paupières sont fermées et qu'il ne saurait être question de vue, ni de perception lumineuse, les mouvements totalement incoordonnés des yeux s'accompagner de grimaces, de froncements du front et de mouvements des lèvres (au dixième jour par exemple), pendant que l'enfant est tranquillement couché et ne crie pas »... L'asymétrie des mouvements oculaires est très prononcée, jusqu'au 51ᵉ jour, et disparaît généralement au bout de 3 mois.

La coordination des mouvements oculaires résulte manifestement de la coordination de la vision « tant qu'il n'existe que la faculté de discerner la clarté de la lumière, les mouvements des yeux ne sont ni associés, ni coordonnés. La règle générale est que de mouve-ments musculaires concomitants, incoordonnés, découlent progres-sivement des mouvements coordonnés : il en est de même pour les muscles des yeux ». Au fur et à mesure que l'enfant apprend à voir, les mouvements incoordonnés des yeux deviennent de plus en plus rares, comme ceux des jambes quand il apprend à marcher, et de ces nouveaux mouvements coordonnés, il ne conserve que ceux qui sont le plus utiles, ceux qui produisent le maximum d'effet avec le minimum d'effort, conformément à la loi générale de la nature et d'après l'effet régulateur automatique de la corréla-tion entre l'excitation et sa réaction.

Direction du regard.

La faculté de fixer un objet clair manque totalement au nouveau-né : il peut avoir l'air de diriger son regard sur une bougie, si on la tient devant lui dans une direction convenable, mais, en réa-lité, il regarde dans le vague, immobile, avec une expression inintelligente, car le regard ne suit pas la bougie si on la déplace.

Ce n'est qu'au onzième jour que Preyer a vu son fils détourner la tête pour porter son regard d'un objet à un autre, et ce fut au vingt-troisième jour que l'œil commença à suivre une bougie dans son déplacement avec des mouvements associés des yeux, sans déplacement de la tête, mais il fallait que le mouvement de déplacement de la bougie fût très lent, sans quoi le regard ne la suivait point. A partir de ce moment, le regard de l'enfant fut chaque jour activement dirigé vers les objets survenant dans son champ visuel, et cela sans y être poussé autrement que naturelle-ment. Preyer fait très justement remarquer que cette direction du regard ne se montre généralement qu'au bout de plusieurs mois, et il en attribue la précocité, chez son fils, aux expériences presque quotidiennes qu'il avait faites sur ce point depuis sa naissance.

Dès que l'œil possède, d'une façon permanente, la faculté de se diriger vers les objets, l'enfant éveillé et bien portant, cherche sans cesse de nouveaux objets, puis on le voit établir des rapports

entre ses impressions différentes : il arrive ainsi à associer, à rapprocher des sensations multiples, par exemple, à rechercher d'où
provient un son que l'on produit devant lui, mais on constate surtout le développement progressif de la faculté de suivre des dépla-
cements, des mouvements d'objets de plus en plus rapides, comme
les oscillations d'un pendule, le vol d'un oiseau, etc.

La vision à courte et à longue portée.

Il y a dans le fait de la vision une particularité qui la distingue
profondément des autres sens, c'est l'accommodation. La vision,
c'est-à-dire la perception, la distinction d'une lumière en particulier, d'une couleur, d'un objet surtout, n'exige pas seulement que
cette lumière, que cette couleur, que cet objet excite la rétine
comme il suffit qu'un son excite le nerf acoustique pour être
entendu, qu'une odeur excite les papilles nerveuses de la membrane
pituitaire pour être senti, non, il faut que cette lumière, que cette
couleur, que cet objet, puissent donner lieu à une image nette, distincte sur la rétine. Pour cela, il faut que ces objets soient placés à
la distance mathématique exigée par la courbure du cristallin
agissant comme une lentille biconvexe, ou bien que la courbure de
ce dernier se modifie de façon à ce que son foyer tombe sur la
partie excitable de la rétine. C'est ce qui se passe dans l'acte de
l'accommodation. Dès la naissance, le rétrécissement de la pupille
se produit quand l'œil est exposé à la lumière. Pendant les deux
premières semaines, quelquefois pendant les six premières, Preyer
a observé la convergence des yeux et du strabisme en approchant
une bougie allumée des yeux d'un enfant, alors que ses yeux
étaient en repos. Il y a, dans ce dernier fait, un point particulièrement intéressant : si la contraction de la pupille prouve que
le réflexe de l'accommodation pupillaire est organisé dès la naissance,
si la convergence des yeux prouve qu'il existe un lien déjà établi
également entre la convergence des yeux et la tension du muscle
de l'accommodation, si l'anatomie nous explique tout cela en nous
montrant que c'est le nerf moteur oculaire qui innerve en même
temps le muscle ciliaire dont la contraction amène le rétrécisse-

ment de la pupille et le muscle droit interne qui amène la convergence, nous n'en constatons pas moins qu'au début l'excitation du nerf optique, transmise au nerf moteur oculaire, provoque, en même temps, le réflexe ciliaire, c'est-à-dire le réflexe par excellence de l'accommodation et la contraction du muscle droit interne, laquelle contraction, en amenant la convergence des deux globes oculaires, a pour effet d'empêcher la vision, en abritant l'œil dans le grand angle, dans l'angle interne, comme le fait remarquer le docteur Cuignet. En sorte que l'association réflexe, organisée dès la naissance, entre le nerf optique et le nerf moteur oculaire commun, bien que constituant l'organisation fondamentale de l'accommodation, a besoin, pour fonctionner en tant qu'accommodation proprement dite, de se différencier, de se dissocier pour ainsi dire, puisqu'il faut que le réflexe du muscle droit interne s'atténue de façon à ne pas entraîner un degré de strabisme impropre à la vision et que cette atténuation, que cette adaptation ne se produit que plus tard par l'effet coordinateur du jeu réciproque des diverses sensations rétiniennes et musculaires. En effet, une lumière vive commence par provoquer une excitation trop forte qui a pour effet d'entraîner par réflexe une contraction si énergique du muscle droit interne que l'œil se trouve immédiatement porté en dedans à un degré qui supprime l'excitation instantanément en mettant l'œil à l'abri de l'action de cette lumière. Mais, par cela même que l'excitation est supprimée, son effet, le réflexe, cesse également. Dès lors, l'œil tend à revenir à sa position normale ; seulement, il ne le peut sans se trouver de nouveau exposé à recevoir l'excitation de la même lumière restée en place et à être détourné par le même réflexe de convergence, par la même contraction du muscle droit interne. Mais, comme le degré d'excitation est proportionnel à la quantité d'entrée de lumière, comme le réflexe musculaire est proportionné lui-même au degré d'excitation, il en résulte tout naturellement et nécessairement qu'il s'établit ainsi une sorte de lutte entre la tendance naturelle de l'œil à reprendre sa position normale, droite, et la tendance réflexe à se détourner que lui donne, par son excitation, la dite lumière. Cette lutte a tout naturellement pour effet d'amener une compensation par l'effet de la proportionnalité de la corrélation entre le degré d'excitation et l'intensité du réflexe : le droit interne d'abord fortement contracté

sous l'influence de la vive excitation, ne peut se détendre complètement, parce que l'œil reçoit de nouveau l'excitation de la lumière
dès qu'il est suffisamment revenu pour que la pupille puisse laisser
passer un peu de cette lumière. De cette façon, la lumière agit
aussitôt et provoque de nouveau la contraction du muscle, mais
cette fois la lumière pénètre à peine dans l'œil et ne provoque conséquemment qu'une contraction légère, qui a pour effet, non plus
de supprimer totalement l'entrée de la lumière, mais seulement de
ne permettre qu'à une partie de cette lumière d'arriver à la rétine,
et de provoquer un réflexe atténué.

On comprend facilement que la répétition de faits semblables doit
naturellement tendre à amener une proportionnalité plus juste, plus
adéquate, entre le degré d'excitation et l'intensité du réflexe, c'est-à-
dire un véritable commencement d'accommodation tout automatique. Le même mécanisme compensateur entre l'excitation rétinienne et le réflexe ciliaire a pour autre conséquence d'établir une
proportionnalité analogue dans la courbure du cristallin d'où résulte
la mise au point de l'image d'un objet, suivant que cet objet est
plus ou moins éloigné. Il est probable que ce mécanisme tout
réflexe se trouve aidé, guidé par le fait que les objets placés devant
les yeux d'un enfant se trouvent à des distances variables et que
surtout un même objet peut se trouver d'abord trop près ou trop
loin et être précisément déplacé par quelqu'un et mis à la distance
la plus favorable pour être vu. Il suffit dès lors que le même fait
se reproduise pour entraîner une tendance coordinatrice d'où naî-
tra plus tard l'accommodation volontaire, consciente.

Nous entrevoyons ainsi dans la nécessité d'une compensation,
d'une équilibration entre l'excitation et son réflexe la raison toute
mécanique 1º de l'accommodation qui règle, qui dose la quantité de
lumière la plus favorable à une bonne vision et qui, pour la vue à
distance, règle, mesure automatiquement la courbure du cristallin
pour faire correspondre son foyer à la partie sensible de la rétine ;
2º de la fixation du regard sur un objet, parce que plus l'impression
produite est nette, plus les réflexes provoqués par l'excitation qui
en est la source sont nets eux-mêmes et tendent, par conséquent,
à maintenir l'œil, c'est-à-dire le regard dirigé de façon à recevoir
ladite excitation ; 3º de la vision même de l'objet, parce que plus
l'impression est nette, plus l'image, c'est-à-dire la sensation, l'idée

doivent en être nettes elles-mêmes. Or, une sensation a d'autant plus de tendance à se faire sentir, à fixer l'attention qu'elle est plus nette, plus vive, parce qu'elle se différencie d'autant plus facilement et plus nécessairement de toute autre sensation. Par conséquent, si les réflexes tendent naturellement à se coordonner sous l'impulsion même de l'excitation, si la conséquence de cette coordination des réflexes est une netteté plus grande, une différenciation plus accentuée de l'excitation, il doit en résulter une tendance corrélative de la sensation à être elle-même de plus en plus nette, de plus en plus distincte, en même temps que la réaction propre à cette sensation bénéficiera de la même tendance à devenir de plus en plus nette, de plus en plus adaptée. Or, la réaction à une sensation proprement dite, c'est un acte volontaire, c'est, dans le cas qui nous occupe, l'accommodation volontaire. En sorte que l'observation et l'analyse des conditions mêmes de l'accommodation nous montrent comment celle-ci, d'abord purement automatique, devient ensuite consciente, volontaire, par l'effet du jeu naturel d'action et de réaction réciproque des excitations et de leurs réflexes.

Interprétation des objets vus.

L'étude que nous venons de faire du développement de l'accommodation par la coordination automatique des réflexes, nous fait comprendre pourquoi le nouveau-né commence par ne pas voir dans le sens propre de ce mot, comment il arrive peu à peu par un véritable réglage automatique de l'entrée de la lumière, à distinguer d'abord les différences d'intensité de lumière, les variétés de points lumineux, les différences de couleurs, les différences dans les images des objets.

Mais ce fait de l'accommodation par le réglage automatique, réflexe de l'ouverture pupillaire et du mouvement du globe oculaire ne suffit point à lui seul pour nous faire comprendre comment l'enfant arrive à interpréter les choses différentes qui impressionnent sa rétine. Pour cela, il faut d'abord nous rappeler que tout ce qui peut impressionner la rétine, lumière diffuse du jour, lumière du soleil, lumière d'un foyer lumineux quelconque, bougie, lampe, feu, lumière réfléchie par un objet coloré, forme et contours des objets, se ramène toujours à des différences d'ondes lumineuses et que ces ondes différentes produisent sur la rétine, chacune une excitation différente, propre, laquelle est transmise par le nerf optique aux couches optiques, c'est-à-dire aux centres cérébraux. Nous ne pouvons évidemment pas avoir la prétention de suivre la marche de ces vibrations nerveuses à travers les centres cérébraux. L'anatomie ne peut encore nous montrer les voies fort complexes de transmissions, d'irritation et d'interaction de ces excitations et de leurs effets, les sensations. Mais les particularités mêmes du développement de la vision, que nous avons déjà signalées, les arrêts et les irrégularités observées dans ce développement chez certains enfants anormaux, et surtout les observations médicales dans les cas si variés d'amauroses d'origine cérébrale chez les hystériques et les aliénés, ainsi que dans une foule d'états pathologiques, nous obligent à admettre que le développement de la vision, que l'interprétation des objets résulte des irradiations et répercussions de plus en plus étendues et multiples des réactions aux excitations, c'est-à-dire des réflexes et des sensations.

L'observation, en effet, nous montre non seulement l'extension et la multiplication des réflexes par irradiation d'un centre moteur à un autre, mais aussi l'extension et la répercussion des excitations aux centres cérébraux sur lesquels les sensations jouent le rôle à leur tour d'excitants *cérébraux* ou psychiques et provoquent des réactions qui constituent le jeu d'interaction des sensations les unes sur les autres d'où naissent les perceptions proprement dites, les idées et les jugements. Nous avons les mêmes raisons d'admettre ce jeu d'actions et de réactions dans le cerveau que dans les centres trophiques et dans la moelle épinière, car nous en jugeons toujours par les effets, par les manifestations : effets réflexes, dits trophiques, sympathiques, synergiques quand il s'agit des faits de nutrition ; effets réflexes dits moteurs quand il s'agit des faits d'excitation périphérique ou sensorielle ; effets psychiques d'émotion ou de pensée quand il s'agit des faits d'excitation cérébrale produite, comme nous venons de le dire, par le jeu d'interaction des sensations les unes sur les autres, y compris, bien entendu, les sensations des différences entre les sensations qui constituent les perceptions, les idées, les jugements, les abstractions et généralisations.

Nous ne pouvons, en effet, méconnaître ni le fait de l'extension de plus en plus marquée des effets des excitations chez l'enfant au fur et à mesure que se renouvellent et que s'augmentent les excitations de ses sens, ni le fait de la production dans les centres cérébraux de différences dans les impressions corrélatives des différences dans les excitations. C'est là ce que nous pouvons appeler la *sensibilité cérébrale*, qui consiste à enregistrer les différences dans les sensations, absolument comme la sensibilité des ganglions du système nerveux du grand sympathique enregistre les différences dans les excitations trophiques, et la sensibilité médullaire les différences entre les excitations périphériques ou sensorielles.

Dans tous ces faits, nous sommes bien obligés d'admettre que chaque excitation entraîne non seulement une réaction, qui est un véritable réflexe : trophique, moteur ou psychique, mais crée une différenciation dans l'élément nerveux, laquelle différenciation constitue sa marque, sa façon d'impressionner la cellule nerveuse, et reste imprimée dans cette dernière à l'état de résidu. C'est ce résidu qui devient l'élément de l'adaptation et l'origine de ce que nous appelons *l'organisation* : organisation trophique, organisation réflexe, organisation psychique. La meilleure expression que nous puissions employer pour désigner ce résidu de la réaction à une excitation, c'est de l'appeler un *souvenir*. Les auteurs emploient d'ailleurs couramment l'expression de *mémoire organique* et s'en servent pour interpréter les faits de l'*hérédité*, de l'instinct, du réflexe et de l'habitude. Tout le monde comprend et admet que sans la *mémoire*, c'est-à-dire sans l'enchaînement des souvenirs, la pensée serait impossible. Il en serait de même de la simple interprétation des objets, car, pour cette interprétation, il est indispensable de percevoir les différences qui distinguent, qui caractérisent un objet par rapport à un autre. Or, pour cela, il faut non seulement percevoir que cet objet donne une sensation différente d'un autre objet, mais il faut différencier cette sensation en des éléments divers, et cela ne peut se réaliser qu'à la condition de percevoir les différences dans le temps et dans l'espace, c'est-à-dire les différences qui résultent de l'ordre de succession des sensations de cet objet et des autres, et des rapports réciproques de ces différences dans le champ visuel. C'est ce qu'on appelle *situer* la sensation dans le temps et dans l'espace. Or, sans la mémoire, il est évidemment impossible de *situer* les sensations dans le temps. Le sens musculaire, c'est-à-dire la perception des différences dans les muscles à faire contracter et dans l'intensité de la contraction à provoquer constitue de même l'instrument indispensable pour *situer* les sensations dans *l'espace*.

L'étude du mécanisme du développement de l'accommodation nous a montré comment ce sens musculaire découle tout naturellement de la coordination d'abord toute automatique des réflexes de l'accommodation par l'effet de l'extension aux centres cérébraux des impressions rétiniennes et de la perception par ces centres cérébraux, c'est-à-dire par la sensibilité cérébrale, psychique, des différences dans les contractions musculaires et dans les muscles mis en jeu suivant les différences dans la distance des objets, dans leur grandeur, dans leur forme.

Or, dans tous les cas, qu'il s'agisse de la perception des différences dans le temps ou dans l'espace, les souvenirs, c'est-à-dire les résidus cérébraux des sensations, sont toujours nécessaires au travail cérébral de perception des différences entre les sensations diverses produites par les objets parce qu'ils constituent les éléments de cette perception et permettent l'interprétation de ces objets. C'est ce qui nous semble bien démontré par les observations suivantes de Preyer :

« Sixième mois. — Quand je fais un signe de tête amical à mon fils (il faut que ce soit moi et non un étranger) il rit, en donnant des signes irrécusables de satisfaction, et agite ses bras de côté et d'autre. Ayant une fois vu mon visage dans la glace, il le considéra avec attention, se rapprocha tout à coup de moi comme s'il avait l'intention de comparer l'image avec l'original, ou comme s'il voulait s'assurer de mon dédoublement.

« Septième mois. — Quand un visage étranger se présente à l'enfant, à peu de distance, celui-ci le contemple les yeux fixes, pendant une minute entière, et même plus longtemps encore, avec l'expression du plus grand étonnement ; évidemment il interprète ce visage comme étant étranger.

« Huitième mois. — Les bouteilles de toute sorte, biberons, bouteilles de vin, carafes, éveillent chez l'enfant une expression très vive d'intérêt. Il les fixe sans désemparer, il les veut et il les reconnaît à deux ou trois mètres de distance. Cet intérêt s'explique par le fait que l'enfant est maintenant nourri au biberon, qu'il le prend plusieurs fois par jour et le voit toujours près de lui. Aussi reconnaît-il plus aisément les objets qui sont analogues au biberon (sauf les visages).

« Neuvième mois. — De même que les bouteilles qui rappellent le biberon, l'enfant contemple et demande, bras étendus et yeux grands ouverts, les boîtes qui ressemblent à celles où on enferme la farine réservée à son usage. L'enfant s'intéresse beaucoup plus aux objets et aux circonstances qui surviennent dans son voisinage : en particulier quand la porte s'ouvre ou se ferme, il tourne vivement la tête dans la direction de celle-ci ; il contemple plus longuement qu'auparavant et avec plus d'attention les objets nouveaux qu'il peut prendre et agiter.

« Dixième mois. — Les impressions visuelles qui se rattachent à la préparation de ses repas sont celles que l'enfant interprète le plus vite et le plus correctement. La bouche serrée, les yeux grands ouverts, brillants et ardents, l'enfant suit tous les détails de la préparation de son repas.

« Onzième mois. — Quand l'enfant est éveillé, à peine demeure-t-il tranquille un instant ; il regarde incessamment de tous côtés, tourne la tête en tous sens, et cherche à fixer tout nouveau venu, tout passant. »

Une fois que, par suite de ces faits qui se rapportent à des impressions visuelles isolées, il s'est établi une certaine faculté de reconnaître les objets, puis que les visages et les objets clairs et volumineux sont aisément distingués des autres parties du champ de vision et sont facilement reconnus, les observations suivantes montrent combien les impressions nouvelles sont rarement interprétées d'une façon correcte malgré l'âge plus avancé de l'enfant.

« Quinzième mois. — L'enfant a voulu plusieurs fois prendre la flamme de la bougie, mais il a trop peu allongé le bras. Celle-ci étant suffisamment rapprochée il a mis la main dans la flamme. Depuis il n'a jamais recommencé.

« Seizième mois. — Etant dans le bain, l'enfant s'efforce d'attraper les filets d'eau qui lui tombent de la tête, quand on presse l'éponge : il les prend pour des ficelles. Il fait tous ses efforts pour les saisir solidement et semble étonné de ne point réussir.

« Dix-septième mois. — L'enfant tend la main à plusieurs

reprises, en riant, et cherche à prendre un nuage de fumée de tabac, à deux pieds de lui ; il agite les doigts et s'efforce de saisir la fumée interposée entre la lampe et lui. Les idées qu'il se fait sur l'éloignement et la réalité des objets sont encore très incomplètes.

« Vingt-quatrième mois. — L'enfant regarde très attentivement les animaux qui se meuvent, même les escargots et les scarabées, à démarche lente. Ces êtres, faciles à suivre du regard, semblent être totalement incompréhensibles pour l'enfant. Il les accompagne avec une tendresse évidente, mais il en a presque peur aussi.

« A cette époque, la compréhension des actes et de l'usage des divers objets est plus avancée que la faculté d'interpréter les images malgré qu'une imagination inépuisable se manifeste depuis longtemps dans les jeux, de mille façons. Le fils de Sigismund, interprétait à la fin de sa deuxième année, un cercle comme une assiette, un carré comme un bonbon ; au 21e mois il avait reconnu l'ombre de son père dont il avait eu peur d'abord, comme étant une image, car il cria joyeusement « papa » en la montrant.

« A un âge plus avancé, mon fils appelait encore un carré une fenêtre ; un triangle un toît ; un cercle, un anneau, et quatre points, des petits oiseaux.

« Ce n'est qu'après la troisième année que commença la faculté de représenter des objets connus au moyen de lignes tracées sur le papier, ou en découpant celui-ci. »

Ces observations montrent très clairement le mécanisme du développement de la vision par la perception progressive des objets et de leurs caractères objectifs et visuels, en même temps que la coordination progressive des actes par leur adaptation de plus en plus adéquate à la perception et enfin la genèse et le développement de la conscience des choses, c'est-à-dire la genèse et le développement intellectuel par l'effet de la coordination des perceptions qui découle de l'expérience que constitue chaque nouvelle sensation, chaque nouvelle perception.

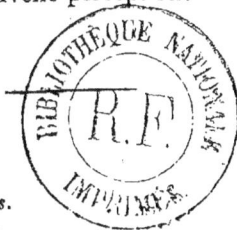

Développement de l'audition.

Le nouveau-né est sourd. En dehors de la question de développement des centres nerveux, il y a à cela des raisons mécaniques dues à ce que les parois du conduit auditif externe sont accolées au moment de la naissance et surtout à ce que la caisse du tympan est remplie d'un liquide qui ne s'écoule que peu à peu par les mouvements de respiration et de déglutition. Cette surdité peut varier comme durée d'une demi-heure à plusieurs jours, rarement de plusieurs semaines. Preyer dit que l'on doit considérer comme vraisemblablement sourd-muet un enfant, venu à terme, chez lequel aucun mouvement ne se produit à la quatrième semaine quand on fait derrière lui un bruit tant soit peu fort. D'ailleurs, ajoute-t-il, « il n'est pas aisé de déterminer exactement combien d'heures, de jours ou de semaines après la naissance se produisent les premières sensations auditives, car il n'existe pas de signe certain de l'existence de telles sensations. Le mouvement des paupières, le geste de rapprocher et d'étendre les bras qu'exécute le nouveau-né lors d'un bruit fort et soudain sont des signes, des réflexes, qui se manifestent lors de toute impression subite un peu vive et n'ont rien de caractéristiques, car ils peuvent se produire et s'expliquer par l'excitation de la peau produite par la vibration de l'air. Tous les nouveaunés ne réagissent pas de la même façon ni à la même date. Nous retrouvons à propos de l'ouïe des différences individuelles comme dans tous les modes de sensibilité. Comme pour l'œil, les premiers signes qui nous révèlent que l'organe de l'ouïe est impressionné par les vibrations des ondes sonores sont des réflexes : la fermeture des yeux, le mouvement des bras ou de la tête, qui n'ont rien de caractéristique, rien de certain. Cependant, leur renouvellement régulier à partir de tel autre jour, à chaque fois qu'on fait le même bruit, alors qu'auparavant rien de semblable n'avait été constaté, autorise à considérer ces réflexes comme la preuve que le nouveau-né est sensible au son.

Nous croirions même volontiers qu'aussitôt le conduit auditif externe et l'oreille moyenne dégagés, les vibrations des ondes sonores de toute espèce et incessantes qui se produisent dans l'atmosphère sont la vraie cause du vague, du confus qui semble d'abord exister dans la sensibilité de l'ouïe du nouveau-né. Il nous paraît probable que la multiplicité incohérente des excitations sonores a pour effet d'établir une véritable confusion dans l'appareil enregistreur ; le nouveau-né doit être à peu près dans la situation d'un adulte atteint d'hyperacousie chez lequel l'excès et la multiplicité de l'excitation du nerf acoustique a pour effet un bourdonnement incessant et incohérent dans lequel il ne peut plus rien distinguer. Ce ne serait alors que peu à peu que des sons, nettement distincts de tous les bruits qui l'assourdissent, se différencieraient par leur excitation nettement différente de ces autres bruits, et arriveraient ainsi à produire une impression distincte entraînant à sa suite d'abord un réflexe propre, révélateur, ensuite une sensation, une perception, une idée. N'est-ce pas ainsi, d'ailleurs, que les faits se passent chez l'adulte ? Notre oreille ne reçoit-elle pas les vibrations d'ondes sonores que lui envoient tous les bruits de la nature qui nous entourent, et n'arrive-t-elle pas à ne percevoir qu'une partie minime de ces bruits, paraissant, pour ainsi dire, choisir ceux qui lui conviennent, qui l'intéressent, ou ceux que nous recherchons ? Ne savons-nous pas et ne pouvons-nous pas constater à chaque instant qu'il nous suffit d'y prêter un peu d'attention pour distinguer aussitôt dans ce concert assourdissant des notes spéciales que nous n'avions pas remarquées, pas entendues jusque-là, et qui pourtant excitaient notre oreille normalement sensible ? N'avons-nous pas encore un exemple plus démonstratif dans une foule nombreuse où tout le monde parle en même temps et en présence de laquelle nous n'entendons d'abord rien qu'un bruit confus ?

Quoi qu'il en soit, il résulte de toutes les observations faites sur les nouveau-nés que ceux-ci commencent par n'avoir qu'une impression confuse des sons avant d'en avoir une perception distincte. Nous retrouvons donc ici la loi générale de l'organisation d'une fonction par une différenciation progressive, corrélative et résultant de la différenciation des excitations entre elles et par une coordination, qui en est l'effet, la réaction, le réflexe, de laquelle naît la sensibilité proprement dite, la sensation, l'idée sensorielle.

Là aussi nous retrouvons le fait de la différenciation des excitations
réglé en ce qui concerne l'ordre dans lequel se manifeste la distinction des choses par l'ordre de succession et de répétition des excitations. Ainsi tous les observateurs constatent que le premier son
qui paraît nettement reconnu par l'enfant est le son de la voix de
sa mère ou de sa nourrice, c'est-à-dire le son qui a le premier eu
l'occasion de se différencier, de se distinguer de tous les autres par
la fréquence de sa répétition. Il en est de même pour certains sons
particuliers qui peuvent se produire régulièrement auprès de certains enfants par suite de circonstances particulières. Enfin il faut
tenir compte d'aptitudes héréditaires qui nous expliquent une foule
de particularités individuelles fort intéressantes.

C'est à la sixième semaine que Preyer a vu son enfant être calmé
par le chant de sa mère. « La première fois, l'enfant ouvrit les yeux
tout grands, en signe sans doute de son étonnement à entendre des
sons nouveaux. Le jour suivant, il regarda sa mère, les yeux grands
ouverts : elle le calmait en chantant, et j'eus le droit de supposer
qu'il s'était établi une association entre la perception auditive et la
perception visuelle de l'ovale du visage, ainsi que cela a lieu, sans
aucun doute, chez les enfants plus âgés (de 4 mois, par exemple),
quand ils rient et jacassent joyeusement en entendant chanter leur
mère.

« C'est dans la huitième semaine que l'enfant entend pour la
première fois de la musique. C'est sous la forme d'un morceau de
piano. Il témoigne de la satisfaction que lui cause cette nouvelle
impression par une expression attentive toute particulière dans les
yeux, par de rapides mouvements des bras et des jambes et par
ses cris et sourires. Les sons élevés ou bas ne produisent pas la
même impression. Cette joie à l'audition de la musique se manifesta chaque fois pareillement durant les mois qui suivirent, d'où
il suit que, plus d'un an avant la première tentative imparfaite
pour prononcer un mot, l'enfant distingue les sons et les bruits.

« A la neuvième semaine, la sonnerie d'une montre à répétition,
qui jusque-là n'avait fait aucune impression sur l'enfant, attira au
plus haut degré son attention.

« Dans la onzième semaine, je remarquai, pour la première fois,
un fait constaté par d'autres auteurs du troisième au sixième mois,
et plus tôt encore par quelques auteurs : l'enfant tourne exactement

sa tête dans la direction où s'est produit le son. Placé derrière lui, je frappai quelques coups sur un miroir : il tourna aussitôt la tête dans la direction où se produisait le bruit. A cette époque, la facilité avec laquelle on peut attirer l'attention de l'enfant avec des notes isolées, des gammes, des accords, est chose frappante : à peine les entend-il, il se calme au milieu des crises les plus fortes, et son œil devient très attentif.

« Dans la seizième semaine, le mouvement de la tête, lors de la production d'un bruit, se fait avec la précision d'un réflexe. Jusqu'ici l'enfant n'a guère porté d'attention aux sons éloignés, il ne s'est pas occupé de l'orgue de Barbarie qui joue dans le jardin, ni de la voix de la personne parlant à l'autre bout de la chambre ; maintenant ces sons sont suivis de mouvements vifs de la tête, le visage prend une expression différente, mais nullement mécontente.

« Le premier bruit que l'enfant ait lui-même reproduit volontairement, bruit qui lui causait un plaisir évident et qu'il reproduisit souvent, fut celui du froissement d'une feuille de papier (dix-neuvième semaine en particulier).

« Pendant la dentition, la sensibilité aux excitations acoustiques s'accroît d'une façon remarquable. Un mot prononcé à voix haute provoque le clignement des yeux, de la précipitation dans les mouvements respiratoires, des cris et des larmes.

« Au 319e jour, se fait une expérience remarquable dans le domaine de l'audition et qui témoigne d'un important progrès intellectuel. L'enfant était occupé à frapper une assiette avec une cuiller ; il arriva par hasard qu'il se mit à tenir l'assiette avec la main libre : le son aussitôt s'assourdit, et cette *différence* le frappa. Il prit alors la cuiller de l'autre main, en frappa l'assiette, assourdit de nouveau le son et continue ainsi. Le soir, l'expérience fut recommencée avec le même résultat. Évidemment, la notion de causalité était nettement présente, puisqu'elle suffisait à faire renouveler l'expérience. »

Il serait peut-être plus juste de dire que c'est dans des associations semblables de sensations que prend naissance la notion de causalité, laquelle, en réalité, n'est que la résultante de la constance avec laquelle nous voyons le même effet suivre la même cause et ne fait qu'exprimer d'une façon générale, abstraite, la conviction, la certitude, que nous avons, que la même cause produit le même effet et que nous ne pouvons pas ne pas avoir en voyant que toujours la même cause, étant données les mêmes conditions, produit le même effet.

L'observation suivante du même auteur est encore une preuve du même mécanisme du développement de ce que nous appelons le raisonnement, la logique.

« Douzième mois. L'enfant est habitué, à partir de cette époque, à voir, presque chaque matin, verser avec bruit du charbon dans le poêle A. Au 363e jour, on fit de même pour le poêle B, dans la chambre voisine. L'enfant regarda de suite dans la direction d'où venait le bruit : ne voyant rien, il tourna la tête de près de 180° degrés et regarda d'un air interrogateur le poêle A, qui avait déjà été rempli. Ceci est un exemple de logique appliqué aux sensations auditives survenant avant que la faculté de parler soit formée. De temps à autre, par lui-même et de son propre gré, l'enfant fait des expériences analogues. Par exemple, au 30e mois, pendant son repas, il tient par hasard une main sur l'oreille pendant que de l'eau bout dans une bouillote devant lui. Il devient aussitôt attentif, il remarque la diminution du bruit, enlève la main, écoute, muet, bouche ouverte et avec une expression d'étonnement, le changement qui survient ainsi dans le bruit ; il tient cinq ou six fois sa main à l'oreille et constate chaque fois, à nouveau, ce fait qui l'étonne, tout comme un expérimentateur, jusqu'à ce qu'il ne s'étonne pas de la concomitance de l'altération du son avec le déplacement de la main, l'ayant constatée plusieurs fois. »

En résumé, « le nouveau-né commence par ne rien entendre, puis entend quelques sons imparfaitement, puis en entend plusieurs, imparfaitement encore, puis, peu à peu, en entend quelques-uns clairement, *dans la masse* de ceux qu'il ne perçoit qu'incomplètement, et finit par en entendre beaucoup, complètement, toujours en discernant les sons élevés plutôt que les sons graves. Toute mère perd plusieurs milliers de mots qu'elle parle, murmure ou chante à l'oreille de son enfant, sans que celui-ci en entende un seul ; elle lui en parle encore plusieurs milliers avant qu'il en comprenne un seul. Mais, si elle ne gaspillait ainsi ses paroles sur un être qui d'abord n'entend, puis ne comprend pas, l'enfant n'apprendrait à parler que très tard et très difficilement ».

Développement du toucher.

Le sens du toucher établit pour ainsi dire la transition entre la sensibilité organique ou viscérale et la sensibilité spéciale ou sensorielle. Envisagé dans son caractère général, on pourrait dire qu'il représente la sensibilité générale, commune, de l'organisme et de tous les organes et tisus, au contact des choses extérieures. Tous les organes, tous les tissus, en effet, sont plus ou moins sensibles, c'est-à-dire excitables, au contact des corps et des divers agents physiques ; mais ce n'est que la peau, et en particulier la peau des mains et des doigts, qui présente des organes spéciaux du toucher, les plaques terminales des nerfs sensitifs dont les papilles nerveuses tactiles de la pulpe des doigts constituent le type le plus parfait.

Dès la naissance, l'enfant, à l'état normal, offre manifestement des marques de cette sensibilité ou plutôt de cette excitabilité générale aux agents physiques divers. On peut même dire que c'est la première et la seule forme de sensibilité qui puisse être observée, puisque tous les modes spéciaux de la sensibilité sensorielle commencent par être tellement vagues, tellement confus qu'on ne peut vraiment guère admettre autre chose que cette excitabilité générale, commune de la matière vivante par la matière brute ; puisque l'anatomie nous montre qu'à la naissance les organes de sensibilité spéciale, les centres cérébraux, ne sont point encore complètemont développés et surtout ne sont point encore complètement soudés aux nerfs spéciaux destinés à leur amener, à leur communiquer les excitations du dehors. C'est ce qui a fait dire si justement par Virchow que le nouveau-né est un être *spinal*, c'est-à-dire un organisme chez lequel il n'y a que des réflexes, parce que le cerveau ne fonctionne pas encore en tant qu'organe récepteur, enregistreur et notateur des sensations.

Il serait étrange de vouloir admettre chez le nouveau-né la possibilité de manifestation d'une vraie sensibilité ; par exemple de lui supposer du plaisir ou de la douleur, avant l'entrée en fonction de son cerveau, simplement parce qu'il présente des réflexes, alors que chez l'adulte tout le monde est d'accord pour admettre que toute sensibilité proprement dite cesse dès que la fonction du cerveau est supprimée par un anesthésique, par une lésion traumatique ou pathologique malgré la persistance ou même l'exagération des réflexes.

N'est-il pas excessif encore de supposer que le nouveau-né, mis tout d'un coup en présence d'excitations nouvelles, inconnues jusque-là, va pouvoir tout de suite les distinguer les unes des autres, alors que l'adulte, pourtant préparé et habitué à des sensations analogues, mais exposé brusquement à des excitations nouvelles inconnues jusque-là, se montre lui-même d'abord troublé, désorienté, et semble avoir besoin d'un moment pour se reconnaître dans le chaos de ses impressions ?

Quoi qu'il en soit, tous les auteurs s'accordent à reconnaître que le nouveau-né offre une sensibilité moins nette que l'adulte et que cette sensibilité peu ou point marquée à la naissance, se développe progressivement et plus ou moins vite suivant les sujets. Tous les observateurs remarquent que le nouveau-né paraît d'abord sentir mieux les sensations de contact d'un corps étendu, de toute la main par exemple, que d'une simple pointe. On explique cela en disant que le contact étendu porte sur un grand nombre de papilles de la peau et qu'il en résulte une plus forte excitation par la totalisation des excitations de toutes les papilles touchées. Mais cela prouve aussi que cette sensibilité est d'abord vague, nullement différenciée comme elle le sera plus tard. Or, du moment où on admet que la sensibilité a été vague, incertaine ou au moins mal différenciée, il faut bien admettre qu'elle se développe et se différencie avec le développement de l'individu et on ne peut méconnaître dès lors qu'elle se développe et se différencie progressivement et parallèlement à la multiplication du jeu des excitations conformément à la loi générale de différenciation que nous retrouvons toujours la même dans le développement des organes comme dans celui des fonctions.

Preyer a constaté par de nombreuses observations la sensibilité du contact à la langue, aux lèvres, à la muqueuse nasale, à la conjonctive, à la cornée, aux paupières, avec la production des réflexes propres à ces différentes parties. La sensibilité de la paume des mains lui a paru moindre que celle de la peau du visage, ce qui prouve bien qu'à cette époque, c'est beaucoup plus la sensibilité générale qui est en jeu, sous la forme d'une simple excitabilité, que la sensibilité tactile proprement dite, puisque, plus tard, c'est à la main, et en particulier à la face palmaire de l'extrémité des doigts que se montre par excellence la finesse du toucher.

« Une piqûre d'épingle, dit Preyer, provoque très aisément chez le nouveau-né, des réflexes de douleur, en particulier de l'agitation et des cris ; mais la période latente, le temps nécessaire à la production du réflexe est plus long que chez l'adulte et va jusqu'à deux secondes. » Bien plus, d'après Genzmer, cité par Preyer, les enfants nés avant terme ne réagissent pas les *premiers jours* lors des piqûres d'épingles ; les enfants à terme réagissent très peu ou même ne réagiraient point du tout *juste après* la naissance. La réaction ne deviendrait nette qu'un jour après. N'est-ce pas la preuve que la voie de transmission de l'excitation, que l'adaptation entre l'excitation et son réflexe n'est pas encore organisée ?

Ce qui est frappant d'autre part, c'est que l'excitabilité réflexe aux excitations locales de contact paraît plus grande pendant les premières semaines que plus tard. Mais cela s'explique précisément par la prédominance de l'action médullaire, car nous savons que cette grande excitabilité réflexe persiste chez les anormaux dont le cerveau subit un arrêt de développement et que chez l'adulte l'excitabilité réflexe reparaît et augmente dans les cas de suppression de la fonction du cerveau. Il n'y a donc rien là qu'une preuve de plus du caractère spinal du nouveau-né comme nous l'avons déjà vu.

Quand on frappe un nouveau-né, dit Preyer, celui-ci a manifestement une sensation, puisqu'il crie, mais il ne sait rien du point qui est frappé ni de la cause des coups. Si on le frappe de nouveau après un intervalle, il y a possibilité d'un souvenir et aussi d'une distinction dans le temps entre la première et la deuxième opération. Si les coups sont appliqués en différents endroits du corps, de la même façon, la distinction dans l'espace peut entrer dans le domaine de la conscience de l'enfant, à part les sensations brutes de la douleur ; car, à chaque fois ce sont des terminaisons et des filets nerveux différents qui sont excités par les coups. Si l'on

entrecoupe les coups de périodes de répit durant lesquelles la
douleur s'évanouit peu à peu, tardivement il est vrai, la main est
reconnue comme cause de la douleur, écartée et repoussée ». C'est
là un exemple très caractéristique du mode de développement de
la sensibilité d'abord par différenciation de l'excitation dans le
temps et dans l'espace, ensuite par interaction ou association des
impressions et sensations d'où résulte peu à peu la perception proprement dite.

Le premier réflexe tactile nettement coordonné est incontestablement celui de la succion : aussi l'a-t-on fait rentrer dans la caté-
gorie de ce qu'on a appelé les réflexes innés, héréditaires. Ce sont
là des mots qui ne signifient rien si on veut leur faire exprimer
autre chose que ceci : le réflexe de la succion se montre coordonné
dès la naissance parce qu'il est le résultat d'une organisation plus
avancée, ainsi que cela se voit pour les fonctions organiques, comme
la respiration, par exemple. La preuve, d'ailleurs, que ce n'est là
qu'un effet d'un degré d'organisation, c'est que, « en touchant le
bout de la langue, à la face supérieure, avec une baguette de verre
mousse, on provoque des mouvements de succion pendant que les
côtés se recourbent vers le haut, contre la baguette, de façon à
former une gouttière autour d'elle et que les lèvres s'avancent en
forme de trompe », en même temps, ajoute Preyer, se produit la
mimique qui « caractérise la sensation de *doux*. En touchant le
milieu de la face supérieure de la langue, on voit les yeux se fermer,
serrés ; les ailes du nez et les coins de la bouche s'élèvent : il n'y a
pas de mouvement de succion. » Cette différence dans le réflexe
suivant le siège de l'excitation ne constitue-t-elle pas de son côté
la preuve de la source de l'organisation réflexe dans la différence
des excitations : le réflexe spécial de la pointe de la langue et des
lèvres dans la succion est l'adaptation propre à l'excitation spéciale du mamelon sur ces organes, et celle-là est la première excitation qui se produit régulièrement de génération en génération,
d'où la précocité de l'organisation de son réflexe. Une autre preuve
qui montre encore mieux la source organique, viscérale de ce
réflexe de la succion, c'est que le nouveau-né ne tette plus rien du
tout quand il est repu ou quand il est fatigué. D'autre part, il lui
arrive souvent de prendre la peau, au lieu du mamelon, et de continuer à la téter plus ou moins longtemps. Tout le monde sait la

facilité avec laquelle les nourrissons prennent l'habitude de sucer leurs propres doigts ou des objets extérieurs. Enfin, le mouvement de succion se produit souvent à vide, en dormant, sans que l'enfant ait rien dans la bouche. Tous ces faits nous semblent montrer que la succion se produit avec cette perfection dès la première excitation des lèvres par le mamelon, parce que l'organisation fonctionnelle qui la constitue existe déjà toute formée, absolument comme le réflexe respiratoire.

Ce réflexe de la succion nous montre encore la transition et en même temps l'association entre une sensation purement organique, viscérale, trophique, l'excitation de la faim et une sensation sensorielle tactile, le contact du mamelon avec les lèvres et celui du lait avec la bouche. L'association de ces deux sensations en entraîne toute une série d'autres, telles que celles qui résultent de la vue et du toucher du sein, du goût du lait, etc. De plus, le baiser paraît bien dériver de la succion, en sorte que celle-ci nous montre non seulement la transition d'une sensation organique à une sensation sensorielle, mais encore à une sensation morale.

La préhension sur laquelle nous aurons à revenir à propos du développement du mouvement et de sa coordination volontaire, constitue aussi une manifestation précoce de sensibilité tactile. Mais, en même temps, le sens musculaire et le sens de la vue interviennent dans l'acte de la préhension.

Pour se faire une idée vraie du sens du tact et de son développement, il faut l'étudier et en suivre le perfectionnement chez de jeunes aveugles. C'est là que l'on voit, que l'on saisit sur le vif le développement d'un mode de notre sensibilité par la différenciation des sensations résultant de ce que les excitations se produisent sur des points différents de la peau, c'est-à-dire sur des plaques nerveuses sensibles différentes, d'où découlent par la perception de ces différences d'origine, de ces différences de situation, la différenciation dans l'espace qui *situe* pour ainsi dire dans le *sensorium commune* la forme et les dimensions des objets en situant les points de contact d'après leurs dispositions en lignes droites ou courbes, en angles droits, aigus ou obtus, en plan ou en épaisseur, etc.

Sensibilité à la température.

Comme pour le contact, le nouveau-né paraît bien n'avoir d'abord qu'une impressionnabilité générale à la chaleur et au froid : c'est plutôt là une question de sensibilité générale que de sensibilité sensorielle. Par exemple, quand on met le nouveau-né dans un bain, il y a réchauffement de tous les téguments et la sensation qui en résulte est plutôt d'ordre organique que sensoriel. Toutefois, les réflexes qui se produisent chez le nouveau-né, comme le frisson et les cris chez celui qui est abandonné tout humide au refroidissement, l'expression de satisfaction qui se montre quelquefois dès le premier bain, semblent bien indiquer que les filets nerveux thermiques entrent en jeu de très bonne heure. Tout le monde sait, par exemple, que les nouveau-nés s'agitent et crient volontiers quand ils sont souillés en un point quelconque du corps, avec des liquides froids. Les premières manifestations du sens thermique et les plus nettes sont probablement fournies par la muqueuse buccale qui se montre généralement très sensible aux différences du chaud et du froid dès les premiers jours En tout cas, ce qui est certain, c'est que les différences de température doivent être plus considérables pour être senties chez le nouveau-né que chez l'adulte. Des recherches systématiques sur ce sujet seraient utiles pour mieux préciser la question, mais nous n'en pouvons pas moins conclure qu'ici, comme dans tous les autres modes de sensibilité, la différenciation est d'autant plus facile que les différences de température sont plus grandes, c'est-à-dire plus nettes.

Développement du goût.

La sensibilité gustative de la bouche paraît aussi précoce que la sensibilité tactile dont nous avons parlé, à propos de la succion. Même chez l'enfant né un ou deux mois avant terme, dit Preyer, « il est facile de constater une réaction lorsqu'on lui met des substances sapides dans la bouche au moyen d'un pinceau. Kussmaul a expérimenté de cette façon sur plus de vingt nouveau-nés : il employait du sucre brut, de la quinine, du sel de cuisine et du vinaigre. Genzmer a répété ces expériences sur vingt-cinq enfants dont la plupart n'avaient que peu d'heures, quelques-uns de trois à six jours, et d'autres six semaines au plus. Kussmaul a vu que le sel, la quinine et le vinaigre provoquent des grimaces de déplaisir mais à des degrés très variables suivant les sujets. Le sucre, au contraire, provoque des mouvements de succion. Les liquides à goûter étaient préalablement réchauffés, de sorte que les réactions ne sauraient être attribuées à une sensation de froid dans la bouche. »

« Comme le vinaigre attaque la muqueuse buccale, il pouvait, à part la sensation gustative, provoquer une sensation de douleur ; pourtant les enfants ne crièrent point, et, en frottant les bords de la langue avec un cristal d'acide acétique, on provoqua chez deux nouveau-nés une série de grimaces : le cristal, porté sur le milieu de la face supérieure de la langue, ne causa, pendant quelque temps, aucune modification de l'expression, jusqu'à ce que le cristal dissout, eût atteint les rebords de la langue, sensibles au goût de l'acide. C'est donc une saveur acide et non une sensation de douleur provoquée par l'action chimique de l'acide, qui donne au visage son expression « acide ».

Ces faits, rapprochés des effets différents produits par le contact d'une baguette de verre sur la pointe, le milieu ou la face postérieure de la langue dont nous avons parlé à propos de la succion montrent nettement : 1° le fait de l'organisation différente des réflexes suivant la nature de l'excitant ; 2° l'existence d'organes différents pour des sensibilités différentes ; 3° la mise en activité des uns et des autres exclusivement par leur excitant propre ; 4° la corrélation étroite, spécifique pour ainsi dire qui s'établit entre un réflexe et son excitant, et réciproquement, au point que la vue de l'un permet de prévoir l'autre. C'est en effet d'après la conviction de la constance de cette corrélation que nous jugeons, en réalité, toutes les manifestations de la vie. Il est bon de se le rappeler, pour ne pas perdre de vue l'enchaînement des faits et la valeur démonstrative des observations qui peuvent aller à l'encontre de nos préjugés et ne pas s'égarer à chercher dans des mots des explications qui se trouvent dans les faits.

Il ne faut pas, d'ailleurs, se dissimuler la difficulté de l'interprétation des faits eux-mêmes. Les faits semblent souvent se contredire ou au moins se contrarier. Cela tient, d'une part, à la complexité énorme du moindre fait de sensibilité et, d'autre part, à la difficulté, pour l'expérimentateur, de reproduire les mêmes faits exactement dans les mêmes conditions. Ainsi, par exemple, nous venons de voir l'importance du point d'application de l'excitant pour la manifestation de la sensibilité gustative ; nous avons vu de même à propos de la succion, la différenee de réaction suivant que la baguette de verre est appliquée sur les lèvres et à la pointe de la langue, sur le milieu de la face supérieure de la langue ou sur la base de celle-ci. Nous avons vu également la différence de réaction au cristal d'acide acétique suivant qu'il a eu le temps ou non de se dissoudre. Or, dans des expériences de recherche aussi bien que dans des expériences comparatives, il est indispensable de tenir compte de toutes ces différences dans le mode d'opérer. Ainsi Kussmaul, dit Preyer, a vu les nouveau-nés répondre parfois à la saveur du sucre par la même mimique qu'aux saveurs amères. On pourrait penser que les sensations ne sont pas distinguées les unes des autres et que la réponse se traduit irrégulièrement tantôt par tels, tantôt par d'autres réflexes. »

Nous croyons pour notre part, et l'observation nous semble démontrer, non pas que la « réponse se traduit irrégulièrement, tantôt par tels, tantôt par d'autres réflexes », mais que les excitants, en raison de l'insuffisance du développement de l'organisation sensorielle, agissent *différemment* suivant les cas et provoquent, en conséquence, des réflexes différents. Car si, comme le dit Preyer, « les circonstances dans lesquelles se produit chaque réflexe ne sont pas irrégulières », on n'en doit pas moins bien noter que les réflexes varient suivant les circonstances, attendu, encore une fois, qu'ils dépendent des circonstances, conditions et modes d'action des excitations qui les provoquent. C'est ainsi que Kussmaul a trouvé des enfants qui « firent la grimace la première fois qu'ils goûtèrent du sucre, mais qui, après les premiers moments, prirent plaisir au reste », tandis que Genzmer a vu, au cours de ses recherches, que certains nouveau-nés répondent à la saveur de la quinine (1/4 à 1 0/0), et du vinaigre dilué, par des mouvements de succion, comme à la saveur sucrée. Dans un cas, c'est ce qui se passa, lorsqu'on eut donné à l'enfant, au premier jour puis à la sixième semaine, une solution de quinine à 5 0/0 : il n'en témoigna aucun déplaisir. Si la solution était plus forte, il grimaçait, comme les autres enfants, à qui l'on donne une solution plus faible. » Nous voyons nettement dans ce dernier cas qu'il s'agit d'une question de dose, c'est-à-dire d'intensité dans l'excitation, puisque le même enfant, insensible à une solution de quinine à 5 0/0, « grimaçait comme les autres enfants, si on élevait la dose de la solution. » Il nous paraît donc juste d'interpréter les différences observées dans les réflexes par des différences dans le mode ou les circonstances d'action des excitations plutôt que de chercher la raison de ces différences « dans un phénomène psychique, la surprise », attendu que ce qu'on qualifie en pareil cas de surprise, d'étonnement, nous semble tout simplement et tout naturellement s'expliquer par la différence de circonstance dans le mode d'action de l'excitant, ou si on aime mieux, par les différences individuelles qui existent évidemment chez le nouveau-né tout comme chez l'adulte, dans la sensibilité gustative aussi bien que dans tous les modes de sensibilité en général.

Les observations que nous avons rapportées d'après Preyer prouvent donc que l'organe du goût est incontestablement développé au moment de la naissance, mais l'inégalité de la sensibilité gustative suivant les cas, prouve aussi que ce sens, bien qu'il soit en état de fonctionner dès le début, subit néanmoins la loi commune dans son développement fonctionnel, en ce sens que ce sont les excitations différentes qui provoquent, coordonnent et organisent d'abord des réflexes différents, ensuite des sensations différentes de plaisir ou de dégoût, et enfin des actes de recherche ou de répulsion.

Par exemple, il est évident que la saveur sucrée du lait est celle qui exerce la première et le plus constamment son action sur les papilles gustatives de la langue et doit, en conséquence, provoquer, coordonner et organiser son réflexe propre, dit le « réflexe ou le signe du doux », mais elle doit aussi se trouver associée étroitement avec le réflexe de la succion et de la déglutition. Il en est de même d'ailleurs pour l'odeur spéciale du lait et même de celle du sein. Aussi, pensons-nous que c'est dans cette association coordonnée ou mieux dans cette coorganisation des réflexes à l'ensemble des excitations concomitantes du toucher, du goût et de l'odorat dans l'acte du téter, qu'il faut chercher la cause, la source des premières différenciations, distinctions ou perceptions que fait le nouveau-né. Le goût et l'odeur du lait se trouvent ainsi associés organiquement dès le début de la vie avec la faim, dans le besoin organique d'alimentation ainsi que dans le sentiment organique résultant de la satisfaction donnée à ce besoin. De là, l'appétence, la préférence du nouveau-né pour le *doux*, pour le sucré De là, aussi, la différenciation des autres sensations gustatives par comparaison, par rapprochement ou par éloignement de la saveur sucrée. L'impression de la saveur sucrée du lait ainsi gravée dès la naissance dans les éléments nerveux gustatifs y persiste à l'état de résidu que nous appelons le souvenir et ce sont ces souvenirs gustatifs ou de saveurs qui deviennent le point de départ en même temps que la condition de possibilité de production de la différenciation, c'est-à-dire de la perception et de la distinction des autres saveurs d'abord avec le lait ensuite entre elles des unes aux autres.

La preuve en est fournie par le fait bien connu que les enfants acceptent sans y prendre garde le plus souvent, des boissons différentes du lait, des médecines mêmes, à la condition que ces boissons soient suffisamment sucrées pour en masquer le goût. Bien plus, la dose de sucre nécessaire pour que l'enfant accepte une boisson, généralement faible au début, augmente très nettement avec l'âge, ce qui indique bien que la différenciation du goût se développe, s'accentue, s'affine avec la multiplicité et le renouvellement des excitations, conformément à la loi : la *fonction fait l'organe*.

Développement de la motilité.
Motilité organique ou viscérale. Motilité réflexe ou sensorielle.
Motilité active ou volontaire. Volonté.

Mouvements organiques, visoéraux. Mouvements réflexes.

Le mouvement est la manifestation par excellence de la vie : ce sont les mouvements du fœtus qui constituent pour le médecin les premiers signes certains de la grossesse ; ce sont les bruits des battements du cœur pendant le travail de l'accouchement qui révèlent la vie ou indiquent nettement l'état de souffrance de l'enfant naissant ; c'est le mouvement de la respiration avec le premier cri qui annonce que le nouveau-né est vivant ; ce sont les mouvements divers, mouvements des yeux, de la face, des membres, cris, pleurs, etc., qui sont pour nous les premiers signes de ce qui se passe en lui ; ce sont les mouvements du regard, de la physionomie, de la préhension d'un objet, qui sont les premiers indices révélateurs de la conscience et de la volonté.

Autrement dit, le mouvement est la manifestation de la vie qui nous en révèle l'activité, ce que les anciens appelaient la *spontanéité*. Aujourd'hui nous savons que tout mouvement dans un être vivant est dû à une contraction musculaire et que toute contraction musculaire est une réaction due à une excitation : excitation dite organique, trophique ou viscérale due à une excitation produite par le travail nutritif ou physiologique (contraction et dilatation vaso-motrices, battements du cœur, mouvements de la respiration, mouvements péristaltiques de l'intestin, etc.) ; excitation périphérique ou sensorielle, due aux actions et influences diverses provenant de l'ambiance (mouvements réflexes proprement dits en réponse directe aux excitations, comme nous l'avons vu dans notre étude du développement des sens) ; excitation centrale, cérébrale ou idéo-motrice due au travail d'idéation ou de pensée (mouvements volontaires proprement dits, mais comprenant aussi des mouvements automatiques dus à la même source d'excitation motrice cérébrale comme le sont les mouvements dans l'état de rêve, dans l'hallucination, dans le délire, etc.).

On a donné bien des classifications différentes des mouvements et on a employé pour les qualifier bien des expressions qui ont l'inconvénient d'impliquer des théories qui auraient besoin d'être démontrées. Pour nous, ce qui caractérise un mouvement, c'est l'excitation à laquelle il est la réponse : l'excitation sensitivo-organique ou trophique, viscérale, provoque un mouvement organique, trophique, viscéral ; l'excitation périphérique ou sensitivo-sensorielle détermine un mouvement qu'on appelle un *réflexe* proprement dit ; l'excitation centrale, cérébrale, psychique, un mouvement psychique, qui peut être automatique ou inconscient, conscient et volontaire. Pour nous, les expressions de mouvements innés, mouvements héréditaires, mouvements spontanés doivent être considérées comme n'ayant plus de sens avec la façon toute déterministe que nous avons d'envisager les phénomènes biologiques, physiologiques et cérébraux.

Nous pensons qu'il est bon d'envisager d'abord les mouvements tels qu'on les observe chez l'enfant, de les interpréter physiologiquement et de ne rechercher qu'après les caractères de ces mouvements, qui nous autorisent à les dire conscients ou inconscients, volontaires ou involontaires. C'est le meilleur moyen, nous semble-t-il, d'arriver à se faire du développement de la conscience et de la volonté une idée qui nous sera du plus grand secours en pédagogie.

1° Mouvements du fœtus.

La première manifestation apparente de mouvement dans le fœtus est le mouvement, c'est-à-dire les battements du cœur. C'est là, à proprement dire, un véritable mouvement inné, mais la physiologie nous apprend que ce mouvement est bien dû à une excitation organique, car il suffit de supprimer l'hématose du sang fœtal dans le placenta au contact du sang maternel pour voir ce mouvement s'arrêter, comme nous le voyons chez l'homme par l'arrêt de la respiration ; la section des filets nerveux qui président à l'innervation du cœur entraînerait le même résultat chez le fœtus et chez l'homme. Cette double dépendance pour l'activité cardiaque, de l'état du sang et de l'état de sa propre innervation est à noter, car on la retrouve dans toutes les autres manifestations de l'activité vitale : toujours l'état du sang ou de la nutrition des organes, qui n'en est qu'une conséquence, exerce son influence sur la motilité, soit directement, par sa propre excitation, soit indirectement, par son action sur la nutrition des nerfs et des centres sensitifs et moteurs ; toujours aussi, et à plus forte raison, l'état des nerfs et des centres nerveux agit sur la motilité pour l'augmenter en cas d'hyperexcitabilité, la diminuer en cas de diminution d'excitabilité ou la supprimer en cas de destruction fonctionnelle. Aussi l'examen de la motilité, sous ses formes diverses, joue-t-il un rôle important en médecine pour le diagnostic des maladies. Il en est de même dans les recherches de psycho-physiologie, et nous apprendrons à nous en servir de plus en plus en pédagogie, tant pour la connaissance des enfants comme guide précieux des réactions de ceux-ci et des limites de leur tolérance du travail, par les signes de la fatigue que révèlent par excellence les différences dans la motilité et la sensibilité des réflexes et des réactions.

Preyer nomme *impulsifs* les mouvements des bras et des jambes qui s'observent pendant la vie intra-utérine, parce que, d'après lui, ils sont dus à une impulsion motrice provenant uniquement des centres moteurs de la moelle épinière ou même du cerveau, sans excitation périphérique. Mais, même dans cette interprétation, il faut toujours bien admettre, comme le fait Preyer lui-même, d'ailleurs, que ces centres moteurs sont mis en activité par « une cause intérieure fournie par la constitution organique des cellules nerveuses de ces centres », ou mieux par le travail nutritif du développement et de l'organisation de ces centres, c'est-à-dire, en réalité, par une excitation organique. Il y a là, croyons-nous, quelque chose d'analogue aux mouvements semblables observés dans les cas de maladies graves sous le nom de carphologie, où on voit les malades faire toute espèce de mouvements sans excitation périphérique appréciable, et dans les congestions et maladies des centres nerveux, comme la chorée ou danse de Saint-Guy, le tremblement sénile, la paralysie agitante, etc.

N'est-ce pas bien là, d'ailleurs, le sens et l'origine que l'on donne à ce qu'on appelle les mouvements impulsifs chez l'homme en général ? Les médecins ne considèrent-ils pas ces mouvements comme provoqués, engendrés par des états organiques divers, appétits, besoins anormaux, accidentels ou maladifs, c'est-à-dire par une excitation centrale d'origine organique ?

2° *Mouvements du nouveau-né.*

Le premier mouvement qui se manifeste au moment de la naissance est le mouvement de la respiration, généralement annoncé par un cri. Il nous paraît difficile de ne pas considérer ce mouvement de respiration comme résultant en même temps d'une excitation organique due au besoin d'hématose du sang et d'une excitation périphérique due à l'action complexe de l'air et de la température sur la peau. La preuve du rôle de l'excitation organique nous paraît être donnée par ce qui se passe dans le cas d'asphyxie du nouveau-né. Là, en effet, nous voyons que le réflexe respiratoire ne se produit pas, malgré l'excitation de l'air et de la température. Il faut aider cette excitation par des frictions sur la peau, par la flagellation, par l'application d'eau chaude ou d'eau froide, et surtout pratiquer la respiration artificielle, la traction rythmée de la langue ou l'insufflation bronchique. Or, ces dernières manœuvres ont pour but et pour résultat, quand elles réussissent, de rétablir l'hématose en portant de l'air en contact avec le sang dans le poumon ; dès que l'hématose a pu ainsi se faire un tant soit peu, l'excitabilité renaît et on voit la respiration s'établir. N'est-ce pas là l'explication des troubles respiratoires divers qu'on observe chez l'adulte en cas d'insuffisance de l'air pour l'hématose (manque d'oxygène, excès d'acide carbonique, présence d'oxyde de carbone, etc.) ou d'altération du sang par maladies de toutes sortes ?

Nous voyons là un exemple très caractérisé d'un mouvement qui est en même temps organique et réflexe, c'est-à-dire dû en même temps à une excitation organique et à une excitation périphérique. Bien plus, ce mouvement se montrera même volontaire chez l'adulte en ce sens que nous pouvons, à volonté, augmenter, accélérer ou diminuer, et même suspendre, ce mouvement dans une certaine mesure. C'est là un exemple intéressant et significatif de transition entre les mouvements organiques, trophiques, viscéraux, les mouvements réflexes ou sensitivo-sensoriels, et les mouvements conscients et volontaires.

« Chez le nouveau-né, dit Preyer, la respiration est tantôt violente, tantôt faible, entrecoupée de pauses et d'arrêts, puis rythmique, puis ensuite tantôt profonde, tantôt légère : ce n'est que lentement que s'établit le type respiratoire qui prédominera plus tard. » Pour lui, « les mouvements respiratoires n'ont au début de la vie aucune relation avec les émotions, aucune expression émotionnelle. Le soulèvement de la poitrine, durant le chagrin, la suspension de la respiration pendant l'attention ne se présentent pas durant la première jeunesse, mais la respiration se fait d'une façon très singulière pendant les premières semaines, de sorte qu'on peut se tromper sur ces points ». Comme on ne peut invoquer de changements dans l'excitation cutanée par l'atmosphère suffisants pour expliquer ces troubles, ces irrégularités dans la respiration du nouveau-né, on est bien obligé d'en chercher la cause dans l'état organique, dans le fonctionnement de la nutrition et dans le travail progressif d'adaptation et de coordination qui tend naturellement à s'établir par l'effet compensateur, régularisateur qui découle des actions et réactions réciproques, des excitations de toutes sortes et de leurs réflexes, conformément à la loi générale de coordination et d'organisation dont nous avons déjà eu tant à parler. D'après Preyer, ce n'est guère qu'à partir du 20e mois que le type respiratoire régulier tend à prédominer. La première excitation d'origine sensorielle qui paraisse agir sur la respiration par réflexe est l'excitation acoustique, que Preyer a constatée dès le quatrième jour chez son fils et qu'il a eu souvent l'occasion de constater dans le cours de ses observations.

Nombre d'autres mouvements chez le nouveau-né, cris, hoquet, bâillement, vomissements, montrent encore le rôle des excitations organiques dans leur production en même temps que celui des excitations périphériques. Le premier cri à la naissance, par exemple, paraît bien n'être qu'un effet concomitant de la respiration, mais il devient manifestement plus tard le réflexe d'une excitation douloureuse d'origine interne organique ou externe, sensitivo-sensorielle et même d'un état émotif, psychique.

Les mouvements des bras, des jambes, de la tête, de la face, se montrent d'abord sans but comme sans cause apparente : ce sont des mouvements d'origine centro-motrice, dits *impulsifs* par Preyer, *spontanés* par Bain, *automatiques* par Marion, de *hasard* par Sully. Ils sont d'autant plus nombreux, en général, que l'enfant est plus robuste, mieux portant. On les observe, non seulement à l'état de veille, mais aussi pendant le sommeil. Ces mouvements n'ont pas de but précis et ne sont nullement coordonnés. Ils ne disparaissent pas avec l'enfance, car il est facile d'en retrouver d'analogues chez l'adulte.

Ces mêmes mouvements ne tardent pas à se montrer sous l'influence d'excitations diverses, parmi lesquelles les excitations sensorielles, en particulier les excitations acoustiques et visuelles, jouent les premiers rôles.

« Pendant les premières heures, dit Preyer, on n'observe aucunement la présence de divers mouvements, tels que : le tressaillement réflexe, la flexion et l'extension des bras à la suite d'une excitation subite, vive et inattendue (en particulier, excitations auditives), le retrait de la tête et du buste quand on approche rapidement un objet quelconque de l'enfant, la peur enfin. Le nouveau-né de l'homme ne peut pas plus s'effrayer, au sens propre du mot, que ne le peuvent les animaux nouveau-nés, quand même beaucoup d'impressions, telles que celles de la lumière éclatante, le surprennent et lui sont désagréables. Toutefois, cette période de faible excitabilité dure rarement plus de quelques jours chez les enfants vigoureux.

« Les réflexes de la douleur, qui dans la vie ultérieure se manifestent de la façon la plus vive, sont, dans les premiers temps de la vie, les moins développés, d'après les recherches de Genzmer. L'observation d'environ 60 nouveau-nés lui a montré que ceux-ci sont, durant les premiers jours, presque insensibles, et, durant la première semaine, peu sensibles aux piqûres d'aiguilles. Des enfants nouveau-nés ont été, pendant la première journée, piqués avec des aiguilles fines au nez, à la lèvre supérieure, à la main, assez profondément pour faire jaillir une goutte de sang, et pourtant il ne se manifesta aucun symptôme de malaise ; pas une fois l'enfant ne tressaillit. Les enfants à terme ne réagissent, un ou deux jours après la naissance, aux piqûres auxquelles les adultes sont sensibles, que par des réflexes analogues à ceux que provoque le contact. » Ces observations sont intéressantes, non seulement parce qu'elles contribuent à montrer que l'excitabilité centrale, organique, est plus grande chez le nouveau-né que l'excitabilité périphérique, mais encore parce qu'elles sont la preuve que la différenciation de la sensibilité du toucher ne se fait que plus tard en ses modes divers : contact, toucher proprement dit, douleur, sens thermique, sens musculaire, etc.

Développement de la coordination musculaire.

L'observation des premiers mouvements du fœtus nous montre nettement que ces premiers mouvements sont incoordonnés, sans but et sans relation avec une cause apparente. Mais aussitôt né l'organisme nouveau est assailli par les excitations du dehors et si ces excitations donnent lieu à des réactions motrices également incoordonnées au début, elles ne tardent pas, en se répétant et en s'accentuant, à préciser leur effet sous la forme d'un mouvement qui devient de plus en plus manifestement la réponse à son excitation : dès lors c'est le mouvement réflexe, dont le développement, la coordination et l'organisation vont nous révéler le mécanisme du développement de la conscience et de la volonté et celui de l'organisation de l'instinct, de l'habitude, de la mentalité et de la moralité.

Il se manifeste, en effet, une relation si étroite, si directe, si constante entre une excitation et son réflexe d'abord, entre une excitation et sa perception sous le nom de sensation ensuite que nous ne pouvons pas ne pas établir la même corrélation de cause à effet entre les deux ordres de phénomènes. Mais la simple observation de ce qui se passe à la suite d'une sensation déterminée nous amène non moins forcément à établir une relation ou plutôt un enchaînement de causes à effet de l'excitation à la sensation et de la sensation à ses suites, actions diverses ou pensées qui en découlent.

En dehors du mouvement de respiration et du premier cri, « l'éternuement chez le nouveau-né est, pour Preyer, un bien meilleur signe des suites de l'excitation que d'autres mouvements.

J'ai vu, dit-il, se produire l'éternuement au 38e jour, après avoir aspergé le front de quelques gouttes d'eau tiède ; au 43e après avoir répandu dans l'air des grains de lycopode ; au 170e jour en soufflant simplement sur le visage. »

Mais les réflexes les plus instructifs au point de vue du développement de la coordination d'abord et du développement psychique ensuite, ce sont les réflexes de l'accommodation et du mouvement des yeux et de la tête dont nous avons déjà parlé, les réflexes aux excitations auditives, les réflexes de la tête et des membres consécutifs aux excitations cutanées (toucher, chatouillement, souffle, etc.). C'est en suivant attentivement les effets complexes des diverses excitations qui engendrent ces mouvements réflexes des bras, de la tête, des yeux, que l'on peut arriver à suivre l'association et la coordination des réflexes d'où sort par exemple l'acte de la préhension que nous allons d'abord étudier.

Développement de la préhension.

Nous avons dit que les mouvements des membres du fœtus pendant la vie intra-utérine et du nouveau-né à la naissance sont des mouvements qui ne paraissent pouvoir s'expliquer que par une excitation centrale, organique des centres moteurs. Nous pouvons ajouter que ces mouvements sont des mouvements d'ensemble, mouvements d'extension et de flexion, répondant par conséquent à des excitations d'ensemble, portant sur tout un tronc nerveux ou même sur un ensemble de troncs nerveux. Ce sont là des excitations vagues, générales, non plus différenciées que leurs réflexes, absolument comme nous l'avons vu pour les premières excitations de la lumière diffuse sur les yeux et les réflexes qui en découlent. C'est encore de cette façon vague, générale que semblent agir les premières excitations cutanées sur les membres en produisant des mouvements réflexes d'ensemble, de flexion ou d'extension de tout le membre supérieur, par exemple, à la suite d'un chatouillement de la paume de la main. Comme les premiers mouvements des bras chez le nouveau-né ont presque toujours pour effet de porter la main vers la tête et particulièrement vers la bouche, on a voulu en conclure qu'il y avait là un commencement de préhension. Il n'en est rien, à proprement parler, parce que la préhension suppose la perception d'un objet désiré et l'intervention de la volonté dans la contraction des muscles nécessaires à l'acte de la préhension. La direction de ces premiers mouvements d'impulsion organique ou réflexes à une excitation encore indifférenciée s'explique tout naturellement par le mode de groupement des muscles en extenseurs et en fléchisseurs, c'est-à-dire par le fait de l'organisation héréditaire de l'espèce. L'incertitude de direction de ces mouvements vers la tête, les yeux ou la bouche, leur irrégularité, leur inégalité, leur production à tort et à travers, prouvent bien qu'ils sont dus à des excitations non encore suffisamment différenciées pour être limités, coordonnés comme on voit cela se produire peu à peu, pour ainsi dire à tâtons, par l'effet régulateur résultant de la compensation qui tend nécessairement à s'établir entre toute excitation et son réflexe, et qui se fait elle-même par une plus juste répartition de l'excitation au moyen d'une meilleure transmission due à une adaptation progressive en même temps que par une répercussion réciproque avec les autres excitations et leurs réflexes agissant dans le même sens de la régulation et de la coordination.

Les expériences de Preyer faites sur son fils au point de vue de la préhension constituent une véritable démonstration expérimentale de ce que nous disons :

« Pas de progrès appréciable jusqu'à la onzième semaine. Si je place un crayon dans la main de l'enfant, il le tient ferme, mais sans y faire attention (sans le savoir, dirait-on d'un adulte, mécaniquement, comme des gens distraits), et quand il saisit un objet il ne peut plier complètement le pouce...... Au 84ᵉ jour, j'ai vu pour la première fois, se produire l'opposition du pouce, de sorte qu'on aurait pu croire que l'enfant avait intentionnellement saisi mon doigt resté immobile, nullement tendu vers lui, mais plus à la portée de sa main : je laissai suivre passivement à mon doigt saisi les mouvements du bras de l'enfant, qu'il dirigeait de ci de là. Je répétai plusieurs fois cette expérience le même jour et toujours avec le même résultat. Je fus alors convaincu que l'opposition du pouce et la préhension par les doigts peuvent se produire *inintentionnellement*, d'une façon *réflexe*, comme conséquence, de l'excitation cutanée produite par le contact d'un corps étranger.

« Treizième semaine. — Le pouce suit plus aisément les autres doigts dans leurs mouvements de flexion lorsqu'on met un crayon dans la main de l'enfant.

« Quatorzième semaine. — La préhension indubitablement intentionnelle n'existe pas encore, mais la main retient plus longtemps et plus fortement les objets que l'on y a déposés, ou qu'elle a rencontrés ; en outre l'opposition du pouce est plus prononcée : aussi beaucoup de personnes penseraient-elles que la préhension des objets commence dès cette semaine, ce qui, en tout cas, n'est pas exact d'une façon générale. Aux 15 et 16e semaines et au 114e jour, je n'ai découvert qu'un rudiment de l'acte en question. Pendant que l'enfant prend le sein, il arrive plus souvent qu'auparavant que le pouce et les doigts se replient autour d'un autre doigt.

« Pendant la 17e semaine (117e jour), j'ai constaté pour la première fois des efforts sérieux pour prendre un objet avec la main. Cet objet était une petite balle de caoutchouc, qui se trouvait à portée de la main, mais l'enfant passa à côté. Quand on la lui eut mise dans la main, il la tint longtemps serrée, la dirigea vers sa bouche et ses yeux, le tout avec une expression de visage nouvelle et plus intelligente. Le jour d'après, les efforts malhabiles, mais énergiques de l'enfant, pour saisir toute sorte d'objets tenus devant lui, devinrent plus fréquents. L'enfant fixa en partie l'objet — mon doigt, par exemple — et étendit trois fois de suite la main vers un objet situé à plus du double de la longueur de son bras. L'expression du visage exprimait pendant ce temps une vive attention. Le lendemain, il semble que l'acte de tendre le bras vers tous les objets à portée, d'une façon incessante, procure de la satisfaction à l'enfant. Mais il s'y mêle aussi de l'étonnement.

« En effet, à la 18e semaine, quand une tentative pour saisir quelque objet a échoué, l'enfant contemple attentivement son propre doigt. Selon toute vraisemblance, l'enfant s'est attendu à la sensation de contact, ou bien, lorsque celle-ci a eu lieu, il s'est étonné de la nouveauté de la sensation tactile. Il continue à tenir fortement, à contempler et à porter à la bouche les objets qu'il a une fois saisis. A cette époque, l'extension des bras, comme pour saisir, constitue un signe de désir intense. Au 121e jour, l'enfant me tend, pour la première fois, ses deux bras quand je viens le voir le matin, et son visage présente une expression indescriptible de désir. Le jour précédent, rien de pareil ne s'était manifesté. C'est donc subitement que s'est fait le passage d'un mouvement à un autre, du désir des objets inanimés au désir des parents.

« 19ᵉ semaine. — L'enfant a pris un petit morceau de viande qu'on lui tendait avec une fourchette, et il l'a porté à sa bouche avec la main.

« Pendant ce temps, la préhension reste encore imparfaite en ce que les quatre doigts n'opèrent pas tous simultanément avec le pouce. Quand l'enfant saisit le crayon ou mon doigt, il se trouve souvent que le pouce et un doigt seulement se sont repliés ; d'autres fois, le plus souvent, il y a deux, trois ou quatre doigts. Parfois le pouce ne prend aucune part dans l'acte de la préhension. »

Nous voyons là nettement la différenciation progressive et corrélative des excitations et de leurs réflexes, puis la manifestation de l'effet des deux par une répercussion sur d'autres centres sensitivo-moteurs, d'où résultent des combinaisons nouvelles par association et coordination du tout, par exemple l'association des mouvements de la tête et des yeux aux mouvements de la main et du bras, comme le signale Preyer au 117ᵉ jour. Dès lors, « l'enfant fixe les objets et étend la main pour les saisir, en même temps que l'expression du visage exprime une vive attention. Le lendemain, il semble que l'acte de tendre le bras vers tous les objets à portée d'une façon incessante procure de la satisfaction à l'enfant ». N'est-ce pas là une preuve de coordination et d'association des excitations et de leurs réponses par le double effet des contractions musculaires et des sensations qui en découlent et qui réagissent à leur tour par répercussion compensatrice et régulatrice, d'où naissent l'expression de désir et les signes de satisfaction et d'étonnement, premières manifestations proprement dites de la conscience et de la volonté.

« Dans le cas où l'objet vu et touché demeure immobile et ne peut être apporté à la bouche, l'enfant essaye néanmoins de s'en emparer, de le tirer à lui et de le porter à la bouche, source de ses principales jouissances, que cet objet soit grand ou petit. Il arrive souvent, ainsi que je l'ai remarqué avec étonnement, que lorsque l'enfant, tenu dans les bras, saisit un objet immobile, un barreau ou un poteau, il se tire lui-même vers l'objet à la force des bras et y pose sa bouche. Le plaisir ainsi provoqué par le contact de l'objet perçu par la vue et qui devient la cause de nouveaux mouvements de préhension, est probablement aussi la cause du désir qu'a l'enfant d'y goûter. En effet, quand on lui tend le biberon, il étend les bras pour le saisir et, tandis qu'il boit, au lieu de rester les bras inoccupés comme autrefois, il s'efforce de le retenir fortement, avec une expression de convoitise avide. Le souvenir de la saveur, ou — ce qui revient au même au point de vue qui nous occupe — celui du bien-être provoqué par l'apaisement de la faim, provoque les mouvements de préhension. L'ordre, primitivement, est le suivant : saveur, puis saveur et vue ; puis vue et désir, saveur encore et désir ; d'où il suit : vue, préhension et saveur. Par la répétition de cette association, le souvenir de la saveur s'est vraisemblablement amalgamé surtout avec la vue et la préhension, jusqu'à ce que l'expérience ait appris que les objets saisis et touchés n'ont pas de saveur ou en ont une mauvaise. »

« L'enfant ne sait rien des plusieurs milliers de fibres musculaires qui doivent fonctionner harmoniquement pour qu'un mouvement soit possible, mais il dirige avec sa volonté, engendrée par son désir, tout le mécanisme neuro-musculaire. Avant d'être en état de ce faire, il faut d'abord que l'excitation sensitive, qui provoque les mouvements de préhension se soit reproduite plusieurs centaines de fois, de façon à ce qu'une seule et même sensation se représente souvent, où qu'il se produise un sentiment agréable, puis une perception d'abord vague, puis progressivement plus nette, et enfin une représentation, une idée de l'objectivité de l'objet saisi. En second lieu, il faut que le mouvement du bras, dirigé vers la bouche ou le visage, avant comme après la naissance, ait été très souvent répété, avant de devenir conscient, c'est-à-dire avant que l'idée de ce mouvement ait pu se former, car il n'est aucunement perçu par l'enfant, au début. Mais quand l'objet désiré se représente et quand le mouvement des bras se représente aussi, la succession rapide des deux représentations en facilite l'association, qui engendre la volonté. Plus tard, la représentation du mouvement n'est plus nécessaire, si le but est clair.

• Pour qu'un mouvement volontaire simple — l'extension des bras vers un objet quelconque — puisse s'exécuter, il faut que des mouvements analogues involontaires aient été souvent exécutés, car ce n'est que de cette façon que les sensations musculaires ou

les sensations d'innervation peuvent se développer. Ces mouvements involontaires constituent des tuteurs pour les mouvements
volontaires, chez l'adulte comme chez l'enfant, en particulier à
l'égard des mouvements instinctifs. Le souvenir des sensations
musculaires ou d'innervation qu'entraîne la contraction des
muscles, par opposition à leur repos, indique quels sont les muscles
qui doivent se contracter et avec quelle force, une fois que le genre
de mouvement à exécuter a été décidé.

En somme, « le mouvement que, chez le tout jeune enfant, on a
coutume de décrire, dès le début, comme étant un mouvement de
préhension, consiste en plusieurs sortes de mouvements :

« Tout d'abord le déplacement des mains de côté et d'autre, vers
le visage en particulier, est inné, impulsif et provient de l'attitude qu'a le fœtus durant la vie intra-utérine.

« Le mouvement de reploiement des doigts autour d'un objet quelconque — un doigt posé dans la main de l'enfant dans les premiers
temps — est un pur réflexe.

« Ainsi, l'acte de conserver d'une façon distraite (chez l'adulte)
ou mécanique, dans la main, l'objet qui y a été posé, constitue un
mouvement inconscient, instinctif : chez l'adulte il est devenu
inconscient, il n'est plus conscient; chez l'enfant il n'est *pas encore*
conscient.

« On observe ensuite que pour la préhension, l'opposition du pouce
se produit quand l'objet est placé de telle façon que la main, agitée
de ci, de là, le saisit par hasard. Par suite de la coopération du
pouce, le réflexe pur est devenu compliqué et la séparation des
impulsions autrefois réunies a fini par s'effectuer. Comme la durée
de la préhension dure beaucoup plus longtemps dans ce cas que
dans le cas du réflexe, et comme l'attention, encore bien que très
imparfaite et superficielle, s'arrète sur le fait nouveau et jusque-là
non expérimenté de la préhension prolongée, c'est-à-dire de la
conservation de l'objet saisi, le mouvement ne s'est évidemment
pas produit sans conscience du cérébro-sensorium, mais il n'est
pas encore volontaire.

« De la 17e à la 19e semaine, la volonté du cérébro-sensorium
commence à avoir véritablement sa part à cet acte, l'enfant n'étend
pas encore ses bras, mais il veut retenir l'objet que sa main a ren-
contré par hasard. Il le voit et s'en forme une représentation intel-

lectuelle. De l'acte de fixer l'objet saisi, à saisir l'objet fixé, il n'y a qu'un pas; ce pas une fois franchi, nous nous trouvons enfin en présence de l'acte volontaire de la préhension, les voies qui unissent le cérébro-sensorium au cérébro-motarium étant devenues enfin perméables.

« Mais il faut des années pour que cet acte, que rien ne peut remplacer dans son importance cardinale pour le développement de l'entendement (c'est-à-dire de la possibilité de faire des expériences), se perfectionne et pour que l'inhibition (l'arrêt) en soit possible par des idées nouvelles et principalement par des idées inculquées grâce à l'éducation. »

L'attitude de la tête.

Le nouveau-né ne peut tenir sa tête droite et en équilibre. La cause de cette impuissance paraît être bien plutôt une insuffisance de coordination qu'une insuffisance musculaire, car d'autres mouvements de tête se font avec vigueur. Dès la fin de la première semaine et dans la deuxième, Preyer a vu « le nouveau-né, posé sur le sein, exécuter des mouvements de latéralité fort vifs, alors que, pendant les dix premières semaines, il n'a remarqué aucune ébauche d'une tentative pour tenir la tête en équilibre. A la onzième semaine, la tête ne pendille plus en tous sens, sans s'arrêter, comme autrefois, quand on assied l'enfant tout droit : de temps en temps elle se tient droite, bien que d'une façon fort incomplète. Dans la douzième semaine, la tête tombe souvent en avant, en arrière ou de côté : elle ne demeure en équilibre que pendant un instant. Mais il y a, à cet égard, un progrès quotidien, car la durée du temps pendant lequel la tête se tient droite, de très courte qu'elle est au début, s'accroît chaque jour un peu. A la treizième semaine, la tête, quand elle est entièrement abandonnée à elle-même, tombe rarement de côté ; en outre, elle se tient passablement bien en équilibre. A la seizième semaine, la tête demeure droite, sans tomber de côté ou d'autre, et l'attitude de la tête est définitive pour toute la vie durant. »

La raison anatomique tirée du groupement musculaire en vue de mouvements d'ensemble de flexion ou d'extension que nous avons invoquée pour expliquer les premiers mouvements des membres, nous semble devoir encore ici nous rendre le mieux compte de ce qui se passe pour la tête. Ici, en effet, les muscles sont divisés en deux groupes latéraux, l'un droit, l'autre gauche, par leur innervation dans des centres moteurs doubles disposés symétriquement de chaque côté, dans chaque lobe du cerveau, comme les racines des nerfs des membres dans chaque moitié latérale de la moelle épinière. D'où il résulte que les mouvements de latéralité de la tête sont d'abord des mouvements d'ensemble, analogues aux mouvements de flexion ou d'extension des bras, en ce sens qu'ils répondent à une excitation d'un même centre moteur, d'un même groupe de troncs nerveux, tandis que les mouvements de flexion de la tête en avant et de redressement en arrière demandent l'intervention simultanée de muscles du côté droit et du côté gauche, innervés par deux centres moteurs différents, l'un droit et l'autre gauche, laquelle innervation ne peut se coordonner que par l'établissement d'une association entre le lobe droit et le lobe gauche du cerveau, ce qui, naturellement, ne s'établit que plus tard et suppose un degré plus avancé d'organisation nerveuse.

Une preuve de ce que nous disons là ne se trouve-t-elle pas dans l'indépendance, également signalée par les observateurs et facile à constater chez le nouveau-né, pour les mouvements des deux yeux : « très souvent, dit Preyer, un œil se meut indépendamment de l'autre. Le fait le plus curieux, c'est celui des mouvements complètement unilatéraux : pendant que l'œil droit semble fixer l'observateur, l'œil gauche se meut latéralement. »

Les contractions musculaires, qui mettent la tête en mouvement et la maintiennent d'abord en équilibre, ne sont point volontaires : comme celles qui provoquent les mouvements des membres, elles peuvent être d'abord d'origine centro-motrices, mais elles deviennent manifestement des réflexes dus à des excitations périphériques sensitivo-sensorielles, parmi lesquelles nous devons d'abord citer celles qui ont rapport au téter et à la vision. Ces faits se produisent par voie d'extension, de répercussion et d'association des excitations, des réflexes et des sensations d'après la loi commune. Pour le téter, par exemple, à l'excitation produite par le mamelon seul sur la langue et les lèvres, s'ajoute bientôt l'excitation du contact du sein.

avec les joues, avec les mains, et l'excitation produite sur la rétine ; la concomitance de ces excitations et de leurs réflexes entraîne une association d'où découle une sensation générale, correspondant en même temps à l'ensemble de ces actes et à l'effet de bien-être organique résultant de l'alimentation. Le développement fonctionnel continue à se faire par le même mécanisme de l'extension et de l'irradiation de nouvelles excitations, la production et l'association de nouvelles sensations qui amènent l'enfant, non seulement à tenir sa tête pendant le téter, mais encore à suivre du regard sa nourrice, à rechercher le sein avec ses petites mains, à sourire à la vue du sein ou de la nourrice, ou à pleurer si on ne le lui donne pas quand il le désire, etc.

Il est facile de retrouver et de suivre le même mécanisme, la même loi de développement, dans l'acte de s'asseoir, de se tenir debout, de marcher, mais l'étude de cette forme d'activité est particulièrement instructive quand on la fait sur des enfants arriérés, des imbéciles, des idiots.

Mouvements imitatifs.

Preyer insiste avec raison sur l'importance de l'étude des mouvements imitatifs au point de vue de la psychogenèse, parce que, dit-il, dans le mouvement imitatif le plus vulgaire, il y a une preuve que le cerveau fonctionne. Est-ce à dire que l'enfant qui imite a déjà sa volonté dans toute l'acception du mot ? Cela nous paraît discutable, mais nous n'en devons pas moins voir dans le mouvement imitatif un mouvement d'origine cérébro-motrice dû à ce qu'une sensation d'ordre visuel ou auditif se transmet, s'irradie à un centre moteur, au centre moteur du bras supérieur, par exemple, avec lequel le centre visuel ou auditif n'a qu'une communication intracérébrale. Cette communication intracérébrale peut aussi bien être supposée se faire sans l'intervention de la conscience et de la volonté au début qu'elle se fait manifestement sans cette intervention, plus tard, lorsque les mouvements imitatifs deviennent automatiques, inconscients, par l'effet de leur répétition, par l'effet de l'habitude. Mais il n'en est pas moins clair que le mouvement imitatif du bras que l'enfant acquiert très vite en apprenant à le répéter dans l'acte de faire un signe pour saluer, pour dire adieu, devient rapidement un geste manifestement conscient, manifestement volontaire. L'observation de Preyer sur son fils fait bien ressortir cette progression. Au dixième mois, « quand on l'emportait dans sa chambre, sa mère avait l'habitude de lui faire un signe de main ; il y répondait presque toujours, de la porte, tantôt d'un bras, souvent des deux, mais avec une expression de visage indiquant qu'il agitait le ou les bras sans savoir pourquoi. La preuve en est dans le fait que, quand j'entrais dans la chambre, l'enfant exécutait ce geste tant que la porte était en mouvement, et cela d'une façon régulière : pour lui, ce geste n'avait donc aucune relation avec l'acte de se séparer de nous. Il se produisit encore dans d'autres conditions, par exemple, lors de l'ouverture et de la fermeture d'une grande armoire ; il avait donc perdu son caractère purement imitatif. Le mouvement en question consiste essentiellement en l'élévation et l'abaissement rapides du bras en état d'extension : ce n'est donc pas un véritable signe de la main. Ce n'est qu'au bout de quelques semaines qu'il s'y est joint un mouvement de la main, et, grâce à cette imitation plus parfaite, il parut que les mouvements machinaux, produits lors de l'ouverture de la porte, devenaient de moins en moins involontaires, acquéraient toujours plus le caractère intentionnel et étaient employés comme signes de départ. Mais à l'époque dont il s'agit (10e mois), on ne saurait admettre cette interprétation. En effet, quand j'exécutais ce mouvement devant l'enfant sans ouvrir la porte, il le répétait souvent sans réflexion, d'une façon purement imitative, bien qu'avec l'expression d'une vive tension de l'esprit, à cause de la difficulté de comprendre un mouvement aussi rapide.

« Au cours de mouvements imitatifs tout à fait nouveaux, et qui causent par cela même une profonde impression, — l'acte de souffler par exemple — il arriva qu'ils furent reproduits pendant le sommeil, en rêve (12e mois) : cela montre que les impressions de la journée, si insignifiantes qu'elles paraissent à l'adulte, ont fortement agi sur le cerveau impressionnable de l'enfant. Mais il faut toujours quelques secondes avant qu'un mouvement nouveau, ou partiellement nouveau, exécuté devant un enfant, puisse être imité si simple qu'il soit et reproduit par celui-ci. Les processus psychiques les plus simples exigent donc à cette époque un temps plus long qu'ils ne l'exigent ultérieurement. Ces imitations cependant se produisent presque toujours plus vite quand on ne les demande pas, quand le cerveau de l'enfant, au lieu d'avoir à s'orienter, entre en activité de son propre gré. Quand je tousse ou que je me dégage la gorge, intentionnellement sans regarder l'enfant, celui-ci tousse aussi, souvent d'une façon très comique. Si je demande : l'enfant a-t-il toussé ? Ou si je lui dis : peux-tu tousser ? il tousse, mais le plus souvent l'imitation est moins bonne (14e et 15e mois). Si l'arc est trop tendu, la flèche passe au dessus du but. »

« Ici, outre l'imitation pure, il y a déjà la compréhension de la désignation du mouvement imité par le son correspondant. Une fois que ce pas important dans la connaissance a été effectué, les mouvements imitatifs deviennent toujours plus compliqués et se rapportent toujours plus à des objets d'expérience quotidienne. »

« D'une façon générale, je trouve que les mouvements exécutés devant l'enfant sont d'autant plus aisément répétés qu'ils sont moins compliqués. Ainsi dans le but exclusif d'amuser l'enfant, je me mis à ouvrir et à fermer alternativement la main devant lui ; il commença tout à coup à ouvrir et à fermer de même sa main droite. » Preyer fait intervenir ici l'hérédité pour expliquer la facilité de l'imitation en disant que c'est là un mouvement qui a dû être exécuté fréquemment par les ancêtres, tandis que des mouvements inaccoutumés qui n'ont peut-être jamais été exécutés par les ancêtres, tels que l'acte de poser quelque objet sur la tête ne sont jamais reproduits correctement lors de la première tentative, quelles que soient les circonstances. » Il nous semble que cette différence dans la facilité à reproduire ces deux sortes de mouvements, s'explique tout simplement parce que le premier, l'ouverture et la fermeture de la main, correspond à une adaptation déjà existante des groupes musculaires extenseurs et fléchisseurs, tandis que le second, l'acte de poser un objet sur la tête, exige une adaptation nouvelle : La preuve en est dans ce qu'ajoute Preyer : « au début l'imitation se fit très lentement, quoique correctement. Au jour suivant, elle se fit beaucoup plus vite lorsque je recommençai l'expérience. »

« Un fait frappant, c'est l'intérêt et l'activité avec lesquels l'enfant s'occupe de tout ce qui se passe dans son voisinage. Quand on emballe ou déballe, quand on allume le feu ou lorsqu'on soulève ou fait glisser des objets quelconques, il est là qui veut aider. Il semble presque que ce soit l'ambition qui constitue le motif de ses mouvements imitatifs (23e mois).

« Dès lors ces mouvements imitatifs se distinguent des autres en ce qu'ils sont tentés ou réalisés spontanément sans aucune pression ni direction extérieure. Ils montrent, d'une part, combien la tendance, l'imitation est devenue puissante (dans la deuxième année) et, d'autre part, combien cette tendance doit être importante pour le développement psychique ultérieur. Car, lorsque l'enfant passe, à cette époque, la plus grande partie de son temps au milieu de personnes qui ne font pas attention à leurs manières de parler ou d'agir, ou avec des personnes sans éducation, il copie des manières préjudiciables et prend aisément des habitudes que son développement ultérieur tend à déraciner. Il est, déjà à cette époque précoce, très important d'éviter à l'enfant le commerce avec des personnes inconnues et d'éviter tout ce qui pourrait ouvrir à la tendance imitatrice des voies nouvelles dangereuses. »

Un fait digne de remarque c'est que l'imitation se montre surtout précoce dans le domaine sensoriel, en particulier pour le chant. Ce fait nous paraît avoir son explication toute naturelle dans l'origine intra-cranienne, cérébrale, des nerfs sensoriels proprement dits : optique, acoutisque, etc.

Mouvements expressifs.

Nous avons vu que les mouvements de l'enfant ont deux sources premières : les excitations internes d'origine organique et les excitations externes d'origine sensorielle. Nous avons vu que ces excitations sont transmises par les filets nerveux d'abord chacune à son centre direct par lequel elles sont renvoyées sous la forme de réflexes moteurs. L'observation de ces premiers mouvements nous a montré qu'ils ne tardent pas à s'étendre, à s'irradier et nous comprenons que la vie physiologique tire son unité, l'harmonie et la synergie de ses fonctions, de cette irradiation des excitations et de leurs réflexes par le jeu d'actions et de réactions réciproques desquels s'établit, s'entretient et s'assure cette synergie fonctionnelle indispensable à la vie. Le même mécanisme d'extension des excitations d'un centre à un autre se montre dans les organes des sens et nous explique la complexité croissante des mouvements réflexes, concomitants et volontaires, qui finissent par faire un ensemble de contractions musculaires qui constituent ce que nous appelons l'expression, le geste et dont nous faisons le signe révélateur de telle excitation, de telle impression, de telle sensation, de tel sentiment. Il suffit, pour se convaincre, de suivre attentivement le mode de développement des principaux mouvements expressifs comme le sourire et le rire, la protrusion des lèvres et le baiser. Cette étude est très importante, car c'est elle qui nous amène le plus sûrement à nous rendre un compte exact de la façon dont nous sommes amenés à juger, à admettre ce qui se passe dans l'intimité, dans la conscience de l'enfant, ainsi que dans celle de nos semblables pour ainsi dire sans nous douter de ce qui nous le fait faire.

Développement du sourire et du rire.

Beaucoup de personnes considèrent comme un sourire le premier mouvement d'écartement des lèvres. Mais ce n'est pas là le vrai sourire qui donne de l'éclat aux yeux et une si grande douceur à tout le visage. Pourtant c'est bien dans ce premier mouvement de la bouche, facile à rapprocher de celui que fait l'enfant pour saisir le sein, qu'il faut chercher le germe du sourire. « J'ai vu mon fils, dit Preyer, au dixième jour, endormi après s'être rassasié de lait, faire faire à sa bouche exactement le mouvement de sourire. Les fossettes des joues étaient très nettes et, malgré que les yeux fussent fermés, l'expression du visage était particulièrement charmante. » N'est-ce pas là la preuve d'une relation directe entre ces mouvements nettement réflexes chez l'enfant endormi et la répercussion interne dans les centres moteurs des muscles de la face, de l'excitation ou plutôt de la suite des excitations produites d'abord par la tétée et ensuite par ses effets et répercussions diverses sur l'organisme qui amènent et constituent ce que nous appelons le sentiment de satiété et de bien-être qui en est la conséquence ainsi que les mouvements expressifs du sourire qui en sont les réflexes ? « Au douzième jour, continue Preyer, il se produisit, par suite de contractions assez vives des muscles du visage, un jeu de physionomie (à l'état de veille) que l'on pouvait considérer comme un sourire. Mais il manquait à ce jeu des muscles de la bouche l'état de conscience nécessaire pour qu'un sourire puisse exister réellement, — comme il manquait chez l'enfant endormi. — C'est au vingt-sixième jour, quand l'enfant put mieux distinguer les uns des autres les sensations et les sentiments résultant de celles-ci que le sourire devint une expression unique. L'enfant venait de prendre une abondante quantité de lait et il était étendu, les yeux ouverts, puis demi-clos, avec une expression indescriptible de satisfaction sur son visage. Il sourit, ouvrant les yeux et dirigeant son regard vers le visage ami de sa mère, puis il fit entendre quelques exclamations jusque-là inusitées, qui cadraient parfaitement avec l'état d'excitation agréable où il se trouvait. Ne voyons-nous pas là encore le sourire résulter plus manifestement de l'extension et de la multiplication des excitations en même temps que d'une meilleure perception des sensations? Une autre preuve nous en est encore fournie par Preyer qui nous montre que chez le nourrisson, au huitième mois, la satisfaction éprouvée en entendant de la musique, « se manifeste par une expression inaccoutumée d'attention dans ses yeux plus brillants que de coutume, par des mouvements vifs des bras et des jambes, et plus clairement par le rire et le sourire, sans que le moindre prétexte à agir ainsi lui soit fourni par qui que ce soit. » Le rire, au début, est encore plus manifestement que le sourire, l'effet, c'est-à-dire le réflexe d'une excitation sensorielle agréable. C'est la vue d'un rideau rose-clair qui provoque le premier rire chez le fils de Preyer, au 23e jour, « rire perceptible par la vue et par l'ouïe, accompagné d'une augmentation d'éclat des yeux. » « De la 6ᵉ à la 9ᵉ semaine, le rire de l'enfant, occupé à fixer le visage de sa mère, sembla pour la première fois avoir le caractère d'un signe de joie provoqué par une impression familière agréable. Mais ce rire provoqué par les signes de tête amicaux et par le chant des parents était à cette époque beaucoup plus marqué et s'accompagna, plus tard, de mouvements d'élévation et d'abaissement des bras, signes de la joie la plus vive (6ᵉ mois).

« Du 9ᵉ au 12ᵉ mois, le caractère du rire semble changer; celui-ci semble devenir plus conscient. L'enfant rit plus intelligemment qu'auparavant. Vers la fin de la première année, apparut le rire purement imitatif se produisant quand d'autres personnes riaient autour de l'enfant.

La protrusion des lèvres et le baiser.

Preyer insiste sur les rapports de la protrusion des lèvres avec l'attention et fait de ce mouvement un mouvement héréditaire. Nous pensons qu'il est plus physiologique de voir dans ce mouvement un effet d'une excitation motrice centrale, d'origine organique ou d'une excitation concomitante des muscles des lèvres par une irradiation, par une répercussion d'une excitation sensorielle du nerf optique, par exemple. Ce mouvement n'est, pour ainsi dire, qu'un mouvement de succion à vide et il constitue l'ébauche, le germe du baiser. Ainsi, le fils de Preyer, au 11ᵉ jour, « comme sa mère l'embrassait sur la bouche, saisit une de ses lèvres entre les siennes et se mit à la téter comme s'il eut été au sein, poussant la langue en avant. A la 32ᵉ semaine, l'enfant ne tète plus les lèvres quand on l'embrasse, mais il les lèche, comme du reste il lèche tout ce qui lui plaît et est rapproché de lui.

« Trente-troisième semaine. — L'enfant ne lèche plus les lèvres, quand on l'embrasse, mais se laisse embrasser sur la bouche sans répondre. Pendant les mois qui suivent, on ne découvre aucun rudiment d'un effort pour rendre le baiser, bien que les signes d'affection ne manquent pas. A la cinquante et unième semaine, en effet, l'enfant tend à sa mère un biscuit qu'il est sur le point de manger.

« Douzième mois. — L'enfant *imite* assez bien la façon d'ouvrir la bouche close telle qu'elle se pratique dans le baiser.

« Treizième mois. — L'enfant n'a encore aucune idée de ce que signifie le baiser. Celui-ci ne lui est pas agréable, car il détourne toujours la tête quand on veut l'embrasser, peu importe les personnes, d'ailleurs.

« Quinzième mois. — Les mots « donne-moi un baiser » ont

pour résultat que l'enfant approche sa tête et pousse quelquefois les lèvres en avant. L'enfant comprend le mot mais non la chose.

« Dix-neuvième mois. — Quand les étrangers veulent être embrassés par l'enfant, il s'y refuse et ne se laisse guère approcher.

« Vingtième mois. — L'enfant, lors du contact du visage et de la joue en particulier, avec son propre visage, laisse comprendre que, pour lui, l'approche est une partie essentielle du baiser. Il y a ici déjà une tentative imparfaite pour rendre le baiser. Quand on dit à l'enfant : « Embrasse », il tourne la tête contre le visage de la personne qui demande, sans ouvrir la bouche comme autrefois, mais sans pousser chaque fois les lèvres en avant.

« Vingt-troisième mois, — L'enfant connaît maintenant la signification du baiser en tant que marque d'affection : il n'aime guère à donner un baiser non plus qu'à donner la main. Quand il embrasse, les lèvres closes se dirigent en avant, et après le contact, la bouche s'ouvre, mais un peu trop largement.

« Trente-quatrième mois, — Le sentiment de la reconnaissance est éveillé chez l'enfant. Si on lui a procuré un plaisir, il embrasse de temps en temps, et a une mine reconnaissante et agréable, mais il ne dit rien. »

Mouvements réfléchis.

On peut, à la rigueur, discuter sur le caractère volontaire ou non de la plupart des mouvements étudiés jusqu'ici, car on peut les considérer comme ayant pour but de donner satisfaction immédiate à un besoin passager, c'est-à-dire comme répondant directement à une excitation, ce qui les rapproche des mouvements réflexes, mais il n'en est plus de même pour les mouvements réfléchis, pour les mouvements qui indiquent que le sujet, avant de les exécuter, en a compris, en a senti la signification, le but.

« L'on ne saurait douter, dit Preyer, que l'enfant ne puisse vouloir et penser longtemps avant de pouvoir parler ; mais l'activité spontanée ne se joint qu'imperceptiblement, et après l'exercice prolongé et imparfait de la faculté de coordination, à l'activité involontaire et inintentionnelle. Les sentiments de plaisir et de déplaisir, les

tentatives pour s'emparer de tout ce qui procure le plaisir — la
nourriture avant tout — et pour écarter tout ce qui provoque le déplaisir, ces sentiments, disons-nous, dont l'importance est capitale
pour tout développement psychique, doivent être considérés comme
des points de départ nouveaux pour la série continuelle du développement.

« A cet égard, l'histoire, déjà tracée, du développement de la
préhension, constitue une contribution à l'histoire du développement de la volonté. Les efforts que fait l'enfant pour prendre lui-
même ses aliments, efforts qui se manifestent après les premières
tentatives de préhension, fournissent en particulier un passage
intéressant des mouvements imparfaitement coordonnés des bras,
de la bouche, de la langue et du pharynx, aux mouvements parfaitement harmoniques. » Aux mouvements primitivement impulsifs
instinctifs, c'est-à-dire réflexes, provoqués par un besoin organique, la faim, se joignent peu à peu des mouvements ou plutôt
des modifications de mouvements qui tendent à une coordination
meilleure en vue du but à atteindre, la préhension des aliments. Il
y a là un jeu de balance entre les mouvements et leurs effets d'où
résulte la tendance à la coordination, laquelle implique le germe de
ce que nous appelons plus tard, à un degré de coordination plus
avancé, la conscience du but à atteindre, le sentiment des moyens
à employer et la volonté d'y arriver; au fond le guide, le moteur
est toujours le même, c'est le *besoin organique* qui agit comme
excitant et provoque comme *réaction* un mouvement ou plutôt un
ensemble de mouvements qui constitue la préhension. Seulement
ce besoin organique, au lieu d'être simple, comme au début, se
complique peu à peu d'une foule d'autres sensations, d'où résulte
ce que nous appelons le désir de manger, la volonté de faire le nécessaire pour manger, pour se procurer des aliments, en même
temps que la constatation des rapports entre les efforts tentés et
les effets obtenus entraîne une tendance automatique d'abord,
voulue ensuite, au réglage, à la coordination de l'acte tout entier,
préhension et alimentation. C'est le même mécanisme que nous
avons déjà décrit à propos du phénomène si complexe de l'accommodation.

Il paraît bien d'ailleurs que les premiers mouvements susceptibles
d'être considérés comme voulus, comme réfléchis, comme cons-

cients, sont les mouvements des yeux dont l'ensemble constitue l'acte de regarder, de suivre du regard une bougie que l'on déplace à droite, à gauche, en haut, en bas, qu'on éloigne et qu'on rapproche, comme le rapporte Preyer.

Mais l'important, au point qui nous occupe, c'est que, de l'avis de tout le monde, il y a un temps plus ou moins long pendant lequel il est impossible d'accorder un caractère voulu, conscient, réfléchi aux mouvements de l'enfant, et un autre où on ne peut méconnaître ce caractère.

Or, entre ces deux périodes, l'observation montre nettement que l'enfant procède par tâtonnements et n'arrive que progressivement à adapter son mouvement au but à atteindre, et que, pendant cette période de développement, d'acquisition de la coordination, on voit apparaître, se caractériser les manifestations de plus en plus nettes de ce qu'on appelle la volonté, la réflexion, la conscience.

Développement de la conscience.

Conscience organique. — Conscience sensorielle.

Développement de la conscience organique.

A quel moment l'enfant commence-t-il à sentir, c'est-à-dire à avoir conscience de ce qui se passe en lui ? La réponse est difficile à donner : nous n'avons point sur ce sujet de signes précis, certains. Toutefois, il y a deux choses que tout le monde admet ou du moins qu'on est bien obligé d'admettre quand on veut laisser aux mots leur signification admise, c'est que : 1º le fœtus et le nouveau-né ne peuvent être supposés sentir, avoir conscience de leurs fonctions physiologiques, attendu que ces fonctions se voient chez les nouveau-nés *anencéphales* auxquels aucun physiologiste ne reconnaîtra une sensibilité consciente ; 2º l'enfant, plus ou moins tôt, arrive manifestement à avoir conscience de ses besoins organiques : la faim, la soif, et de diverses sensations d'origine organique comme le sentiment de bien-être, de plaisir résultant du bon fonctionnement de ses organes ou de la satisfaction de ses besoins, apaisement de la faim, de la soif, etc., ou le sentiment de malaise, de souffrance, de douleur, résultant au contraire d'un trouble dans ses fonctions ou de la non satisfaction de ses besoins les plus impérieux. Il faut donc qu'il y ait un moment où les manifestations de ce que nous pouvons appeler la sensibilité organique inconsciente deviennent des manifestations de sensibilité consciente. De l'avis de tout le monde, les signes manifestes de plaisir ou de douleur constituent les indices indéniables de cette sensibilité consciente. Or, quelle que soit l'idée qu'on se fasse de cette sensibilité, quels que soient les caractères auxquels on veuille seulement la reconnaître, on est toujours bien amené à la nécessité d'admettre à un moment ou à l'autre que la douleur ou le plaisir deviennent manifestement *conscients*. Ceci admis, il ne nous reste plus qu'à examiner la façon dont apparaissent progressivement les diverses manifestations auxquelles sont attribuées plus ou moins tôt, suivant les observateurs, les caractères de douleur et de plaisir conscients.

Le nouveau-né paraît souvent dès le premier jour éprouver un sentiment de bien-être de l'apaisement de sa faim par le téter et de plaisir à prendre le sein. Cette double sensation ne fera que s'accentuer et se manifester de plus en plus nettement en s'accompagnant plus tard de signes indubitables de conscience, comme la joie éclatant sur la physionomie à la vue du sein désiré, comme les caresses données à la nourrice, etc.

Il en est de même pour les sensations de malaise qui sont bien plus fréquentes chez le nouveau-né. Sans compter les souffrances provoquées par les maladies si fréquentes à cet âge où la mortalité est plus grande qu'à tout autre âge, la faim, la soif, les positions incommodes, le froid, l'humidité, les mauvaises odeurs, le bruit, les attouchements maladroits sont autant de causes de continuelles souffrances pour un organisme frêle, délicat.

Tout cela est connu de tout le monde. Aussi n'est-ce point sur l'existence ou non de la sensibilité chez l'enfant que nous voulons attirer votre attention, mais bien sur le rôle de cette sensibilité, sur sa signification dans le développement de ce qui constitue la conscience organique. Dans tout fait de cet ordre, comme la faim, par exemple, nous constatons une excitation d'origine organique, trophique, que nous avons tendance à localiser dans l'estomac, mais dont nous sommes bien obligés de placer la source dans tous les tissus, c'est-à-dire dans tout l'organisme. En sorte que cette faim, que nous localisons dans l'estomac, constitue l'aboutissant de toutes les excitations produites dans tous les tissus par le même besoin de renouvellement alimentaire, c'est-à-dire par ce que nous pourrions appeler la faim de chaque tissu, de chaque cellule. L'estomac n'est que le point de convergence, de concentration de toutes les faims des tissus et des organes : ce que nous appelons la faim, c'est l'excitation, c'est le besoin commun centralisé dans un organe, dans une sensation unique, commune, c'est-à-dire c'est l'avertissement donné à l'estomac que les tissus et les organes ont faim. Cet avertissement constitue une excitation, l'appétit, qui va provoquer un réflexe, l'acte de manger. Or, la faim constitue précisément une des manifestations de ce que nous appelons la *conscience organique* et nous voyons que celle-ci est la résultante de toutes les excitations et sensations qui lui donnent naissance.

Dans le cas d'un malaise général causé par un trouble général, comme une courbature, une fièvre, nous retrouvons le même mécanisme de développement du sentiment ou de la sensation consciente de malaise aux dépens des excitations anormales dues aux troubles des divers organes, et par le même mécanisme de convergence, de concentration de toutes ces excitations en une excitation totale, en une sensation unique, générale, commune, vague, sans localisation précise, de malaise, de souffrance, de trouble. Là encore, nous retrouvons bien le caractère de ce qu'on appelle un fait *conscient*, c'est-à-dire un fait qui consiste en ce que l'organisme entier a connaissance, a conscience de ce qui se passe dans une de ses parties ou dans toutes ses parties. C'est en effet le sens étymologique même : *con* pour *cum*, avec, ensemble, *scire* ; la conscience est le savoir en commun de notre organisme, de nos organes ; c'est la connaissance que prend un organe de ce qui se passe dans ses parties, c'est la connaissance que prend un organisme de ce qui se passe dans ses organes ou en lui-même.

Il faut nous rappeler que c'est par un mécanisme de réglage automatique entre l'excitation et son réflexe que nous pouvons seulement arriver à comprendre le fait de l'innervation trophique et de l'harmonie solidaire que cette innervation établit et maintient entre toutes les fonctions organiques. Ce réglage ne peut se comprendre que par un jeu de répercussion extrêmement complexe de tous les changements organiques, moléculaires, anatomiques ou fonctionnels résultant aussi bien des excitations que de leurs réflexes. Or, ce jeu de répercussion d'un organe à l'autre, d'une fonction à une autre fonction, d'une sécrétion à une autre sécrétion ou à un fait de nutrition cellulaire, constitue ce qu'on appelle la sensibilité organique, dite cœnesthésie, parce que nous comprenons et disons que ce jeu de répercussion est dû à une véritable excitation produite par un organe, par une fonction, par un fait de nutrition, sur un autre organe, sur une autre fonction, sur un autre fait de nutrition, sous la forme d'une réaction, c'est-à-dire d'un réflexe organique. Par exemple, l'alimentation a pour effet de produire l'excitation des aliments sur les diverses sécrétions de l'appareil digestif :

sécrétions salivaires, sécrétions gastriques, sécrétions pancréatiques et intestinales, etc. Le fait de la nutrition qui utilise les produits de l'alimentation a pour conséquence de produire une excitation résultant du fait même de l'assimilation nutritive et constituant ce que nous appelons l'appétit ou le besoin de manger pour renouveler la provision des éléments de la nutrition. Il résulte de cette répercussion organique ainsi étendue à tous les organes, à toutes les fonctions, à tous les tissus, à tous les actes de la nutrition, une sensibilité générale, commune puisqu'elle embrasse toutes les parties de l'organisme qui fonctionne à l'état latent en ce sens que nous n'en avons pas conscience, mais qui, à la façon d'une balance extrêmement sensible, accuse par une sensation organique, de bien-être ou de malaise, de plaisir ou de douleur, le moindre trouble qui survient dans le jeu de la machine tout entière aussi bien que dans celui d'une partie de l'organisme, d'une fonction quelconque. C'est là ce qu'on appelle la conscience organique, et c'est la compréhension de cette conscience organique qui seule peut nous permettre de comprendre ce qui constitue la conscience sensorielle et que nous appelons la perception, l'interprétation des objets vus, des sons entendus.

Le développement de la conscience organique nous apparaît, en somme, comme résultant de la centralisation de plus en plus nette, de mieux en mieux différenciée des diverses sensations locales. Par exemple, à force de se reproduire, les sensations différentes provoquées par les attouchements que peut faire l'enfant de ses propres membres et des objets environnants, finissent par imprimer dans les cellules ou ganglions du cerveau deux espèces de sensations distinctes, *différenciées*, les unes ayant rapport au contact des corps étrangers, les autres provoquées par le contact de ses propres membres. Preyer raconte que son fils, assis à table auprès de lui, « frappe celle-ci des deux mains et en succession rapide, commençant par des coups faibles, puis en tapant plus fort : après quoi il ne frappe plus que de la main droite, avec force, et, tout à coup, il se frappe lui-même sur la bouche. Il tient la main un instant à la bouche, puis il frappe de nouveau la table avec la main droite, et se donne un coup sur la tête, au dessus de l'oreille. Tout ce manège donnait l'impression que l'enfant avait remarqué pour la première fois que c'est autre chose de se frapper soi-même, sur sa tête résistante, ou bien de frapper un objet extérieur et dur quelconque (41ᵉ semaine). » Les morsures parfois profondes que les enfants se font eux-mêmes comme s'ils mordaient des corps étrangers contribuent certainement à leur apprendre à distinguer, à reconnaître leurs propres membres, c'est-à-dire à avoir conscience de leur corps, de leur *moi*.

Nous avons vu l'importance de la répétition et de la différenciation des mouvements au point de vue de leur coordination qui se fait d'abord par une sorte de réglage automatique qui résulte du rapport étroit entre l'action ou excitation et la réaction ou réflexe. C'est ce même mécanisme de différenciation des effets ou réflexes par la diversité des causes ou excitations qui nous explique en même temps la coordination progressive des mouvements et des actes et la conscience de plus en plus nette que prend l'enfant de ses propres mouvements, de ses propres actes. Lorsque, en remuant dans son berceau ou en saisissant un objet, l'enfant voit, constate pour la première fois un rapport entre le mouvement qu'il vient de faire et le déplacement de cet objet, lorsque, en répétant le même mouvement il voit et constate la répétition du même déplacement, par exemple, lorsqu'il s'amuse à rejeter plusieurs fois de suite un de ses jouets que sa nounou lui ramasse complaisamment, l'enfant reçoit, emmagasine une sensation nouvelle, la sensation de sa propre activité, dont la notion se précisera, se différenciera de plus en plus au fur et à mesure de la répétition de ses petites expériences. Or, cette sensation, cette perception de sa propre activité est encore une des meilleures sources du développement de la formation de la notion du « moi », c'est-à-dire de la conscience. Seulement ici, ce n'est plus seulement la conscience organique proprement dite, c'est la conscience du moi « actif », du *moi volontaire*, c'est le sentiment de la personnalité qui s'éveille, qui apparaît, mais qui a nettement sa source, sa condition d'existence dans le substratum organique. En sorte que la sensibilité organique non seulement est la première à se manifester dans l'individu comme dans la race et dans l'animalité tout entière, mais est encore la base, le fondement de la conscience organique, sensorielle et cérébrale comme nous allons le voir.

Pour cela, en effet, nous n'avons qu'à appliquer à la vision, par exemple, cette notion que la sensibilité organique a pour rôle et

pour effet d'enregistrer la différence d'impression qui résulte pour
l'organe visuel de la différence dans l'excitation, car nous voyons
ainsi de suite comment toute excitation distincte, nouvelle, entraîne
à sa suite, non seulement un réflexe d'accommodation, mais une
impression organique propre qui, par sa différenciation d'avec les
autres, va engendrer ce que nous appelons la sensation de l'objet.
Nous comprenons encore qu'au fur et à mesure qu'un objet va agir
sur la rétine par ses différents caractères visibles, couleur, forme,
dimension, la même sensibilité organique, dite ici sensorielle, va
enregistrer successivement les caractères multiples dudit objet et
en amener ainsi une image de plus en plus complète et une perception de plus en plus nette, de plus en plus différenciée des autres
objets, des autres choses, ce qui répond, ce qui correspond bien à
ce que nous nommons l'idée, la connaissance de cet objet dans ce
qu'il a de visuel. C'est bien, en effet, l'excitation lumineuse proprement dite qui produit la vibration rétinienne, laquelle transmise
aux couches optiques, constitue l'impression de lumière d'abord, la
sensation ensuite, mais c'est l'impression, la sensation organique
de la différenciation de cette impression lumineuse, de cette sensation lumineuse d'avec les autres impressions et sensations lumineuses, qui engendre, qui constitue la perception proprement dite,
le rudiment de l'idée, ou plutôt le premier élément dont l'idée de
l'objet va se former en se différenciant lui-même de tout ce qui
n'est pas lui, dans la sensibilité visuelle commune, c'est-à-dire dans
ce que nous pouvons appeler ici la conscience visuelle, laquelle,
dès lors, ne nous apparaît plus que comme un mode spécial, le
mode visuel de la sensibilité organique générale, ce qu'elle est bien
réellement comme nous le démontrent l'anatomie comparée par la
différenciation progressive du système nerveux en système nerveux
organique ou sympathique et système nerveux sensoriel, la physiologie comparée par ce fait que la sensibilité sensorielle ne se
différencie de la sensibilité générale organique que par l'apparition
d'organes spéciaux, dits sensoriels. Il y a, en effet, des organismes
inférieurs qui n'ont pas d'organes sensoriels, chez lesquels toute la
sensibilité se réduit à une sensibilité générale organique ; puis, en
remontant l'échelle organique, on trouve des rudiments, des embryons d'appareils sensoriels, enfin ces appareils se complètent
non seulement par la formation distincte de l'œil, de l'oreille, etc.,

mais encore par la formation et l'organisation fonctionnelle des réflexes et des associations des diverses sensibilités, organique, musculaire.

En sorte que nous assistons, dans la vie animale comme chez l'être humain, au développement parallèle de l'organisation ner- veuse, de la fonction de l'innervation, du phénomène de la sensi- bilité et de ce que nous appelons successivement conscience orga- nique, conscience physique ou sensorielle, conscience psychique, intellectuelle ou cérébrale, conscience morale ou sociale.

Développement de la conscience sensorielle.

L'étude du développement des sens nous a montré que chacun n'est d'abord sensible que d'une façon vague, générale, au genre d'excitation qui lui est propre, l'œil à la lumière en général, à la lumière diffuse, l'oreille au bruit. Nous avons vu de plus que le réflexe à ce premier genre d'excitation vague, indifférenciée, ne consiste d'abord qu'en une réaction simple, rudimentaire, commune, c'est-à-dire restant la même pour les premières excitations. Mais au fur et à mesure que des excitations différentes se produisent, on voit leurs réflexes se compliquer, s'élargir par irradiations et par extensions de leurs répercussions en même temps que s'adapter et se coordonner chacun à son excitation.

Ce que nous avons dit de la nature mécanique, vibratoire de l'excitation sensorielle, nous fait comprendre d'une part pourquoi la réaction que nous appelons le réflexe à une excitation, est d'abord un mouvement et, d'autre part, comment une excitation transmise à un centre nerveux sous la forme de vibrations, doit nécessairement produire dans ce centre une action mécanique quelconque, qui va, suivant les cas, être une impulsion motrice renvoyée aux muscles sous le nom de réflexe, ou un emmagasine- ment, un enregistrement de cette excitation ou plutôt du mouvement vibratoire de cette excitation à l'état de *tension,* sous le nom de sensation, d'idée, de souvenir.

D'après la loi de solidarité qui unit toutes les parties d'un orga- nisme dans une individualité, nous comprenons que des excitations

différentes, comme celles de la vue d'une bougie allumée et de la
lumière du jour, ne peuvent être transmises au cerveau, ne peuvent
s'y imprimer ni s'y emmagasiner dans des états de tensions différentes les unes des autres. Or, à moins de supposer un effet sans
cause et une cause sans effet, nous sommes bien obligés d'admettre
que ces états divers, produits dans le cerveau, sous le nom de sensations diverses, par lesdites excitations, doivent nécessairement
avoir une répercussion dans le cerveau, c'est-à-dire engendrer des
tendances différentes, des forces latentes différentes dites sensations, lesquelles se différencient elles-mêmes par l'effet seul de
leurs différences, d'où résulte une nouvelle sensation qui est la
sensation de la différence entre les autres C'est là une conséquence nécessaire, d'une part, de la nature même de l'excitation
qui est un état de mouvement, lequel ne peut ni rester sans effet,
ni s'anéantir, mais seulement se transformer et subsister par conséquent sous une forme ou sous une autre et, d'autre part, de la
sensibilité même de la substance nerveuse qui ne peut être supposée recevoir une excitation, c'est-à-dire un ébranlement mécanique, sans être impressionnée, sans être différenciée, sans *sentir*
ladite excitation en tant que différente, en tant que se différenciant
des autres par quelque chose. Or, c'est ce double effet, d'une part,
l'empreinte mécanique de l'excitation dans la cellule nerveuse et,
d'autre part, la différence qui distingue cette excitation des autres,
qui engendre, constitue et caractérise ce que nous appelons la sensation consciente, l'idée d'une chose, le germe, en un mot de la
conscience et de l'intelligence. C'est là un effet mécanique d'irradiation, d'extension, de répercussion et de transformation tout à
fait analogue à ce que nous avons déjà vu dans la production des
mouvements réflexes D'ailleurs, cette sensation consciente, cette
idée ne peut se comprendre autrement que comme un mode de
mouvement transmis au cerveau par l'excitation de la même façon
ou du moins de façon assez analogue à ce qui se passe pour un
simple mouvement réflexe. Nous devons, en effet, nous rappeler
que toute excitation est un mode de mouvement, et que la sensibilité consiste en une vibration nerveuse. Par conséquent, la vibration représentée par l'excitation, peut, suivant les cas, être
transmise et renvoyée aux muscles sous forme de réflexe, ou bien
être transmise aux cellules cérébrales et emmagasinée par celles-ci

PIOGER. — *Lois Naturelles.*   10

à l'état d'empreinte dite sensation, souvenir, idée. La preuve en est dans ce fait bien connu que cette sensation, ce souvenir, cette idée, peuvent redevenir à leur tour le point de départ d'une excitation motrice, d'origine cérébrale. Nous admettons, en effet, que ce que nous appelons nos mouvements volontaires sont dus à des ordres de mouvements donnés à nos muscles par notre volonté, c'est-à-dire des excitations motivées dont le point de départ est cérébral, dont la cause est une idée, un désir, une volonté, ou plutôt une volition. C'est de la même façon que s'expliquent certains mouvements, certains actes accomplis à l'état de rêve : mouvements qui ont la même origine dans une excitation cérébro-motrice, mais qui offrent le caractère *réflexe*, le caractère *inconscient*, ce qui confirme encore le rapprochement et l'interprétation que nous venons de faire.

Les longs détails que nous avons empruntés aux observations de Preyer sur le développement de la motilité, et, en particulier sur le mouvement de préhension, constituent autant de démonstrations du mécanisme du développement de ce qu'on appelle la *perception*, laquelle, découlant directement du fait de la différenciation des excitations, constitue le germe même de la conscience intellectuelle comme va nous le démontrer encore mieux notre étude du développement intellectuel.

Mécanisme et lois du développement sensoriel.

Il résulte de notre étude du développement de nos divers sens et de la motilité que le nouveau-né ne manifeste d'abord qu'une espèce d'excitabilité générale, un peu vague, et que les excitations générales vagues ne provoquent aussi tout d'abord que des réflexes plus ou moins vagues, en ce sens qu'ils ne paraissent pas encore exactement adaptés. Nous devons toutefois faire une exception pour ce dernier point en ce qui concerne les réflexes respiratoires qui, normalement, se montrent correctement adaptés dès le début, ainsi d'ailleurs que celui du téter. Mais cela s'explique par le degré plus avancé du développement des organes ou plutôt de l'organisation des fonctions respiratoires et alimentaires, en raison de l'importance vitale, fondamentale de ces dernières. Ces réflexes se rapportent d'ailleurs beaucoup plus à la vie organique qu'à la vie sensorielle.

L'observation des faits nous a montré que le développement de chacun de nos sens se fait manifestement par une différenciation progressive que provoquent les excitations elles-mêmes. Par exemple, pour le sens de la vue, il ne viendra à l'idée de personne de prétendre que le nouveau-né distingue, différencie le clair et l'obscur, c'est-à-dire la lumière diffuse et l'absence de lumière, la lumière du soleil et la lumière d'une bougie, mais, au contraire, tout le monde reconnaîtra, en y réfléchissant, que c'est la différence d'impression sur la rétine due à la différence dans la lumière (lumière diffuse, lumière du soleil, lumière d'une lampe) qui provoque une excitation différente, une excitation distincte pour chacune de ces variétés de lumière. C'est dire que nous retrouvons à la base, à l'origine du développement sensoriel, la même loi, le même mécanisme de *différenciation* que pour le développement physique ou organique. Nous avons vu que ce sont les différences d'intensité, de distance, de position d'une même lumière qui provoquent et finissent par coordonner automatiquement les réflexes de l'accommodation. Nous retrouvons donc le même mécanisme, la même loi de différenciation dans le développement, dans l'organisation de la fonction sensorielle que dans le fait de l'*excitation*.

Plus tard, lorsque l'enfant a acquis le libre et volontaire emploi de son œil pour regarder, examiner, étudier les objets qui l'environnent ou qui l'intéressent, nous ne pouvons méconnaître la nécessité absolue où il se trouve, de procéder par différenciation, c'est-à-dire de noter les différences dans les objets qui seules lui permettent de les distinguer les uns des autres. Par conséquent, la loi de différenciation se retrouve dans l'exercice de la faculté de voir aussi bien que dans la fonction.

Nous avons vu aussi que toute excitation provoque une réaction que nous appelons généralement son réflexe. Mais cette réaction, cette réponse à l'excitation est étroitement corrélative de celle-ci : si l'excitation est passagère, accidentelle, la réaction, la réponse réflexe est passagère, accidentelle ; mais l'excitation se répète, si elle devient régulière, sa réaction se répète, se régularise comme elle, parce qu'elle s'adapte à sa cause : c'est le développement, c'est la régularisation, c'est l'adaptation du réflexe. Nous retrouvons donc dans le développement sensoriel le même mécanisme, la même loi d'*adaptation* que dans le développement physique ou organique. L'histoire entière du développement sensoriel, telle que nous l'avons rapportée, n'est que la répétition incessante de la démonstration de ce mécanisme, de cette loi de l'adaptation. Quand nous disons que deux excitants différents doivent nécessairement produire deux excitations différentes, nous impliquons nécessairement que ces deux excitations différentes vont provoquer deux actions, deux empreintes différentes, deux sensations distinctes dans l'appareil sensoriel. Nous sentons très bien qu'il ne peut pas en être autrement, puisque sans cela il y aurait confusion ou plutôt fusion de deux choses différentes en une seule et même chose, ce qui n'est pas possible. Mais par cela même que deux excitations différentes, par exemple l'excitation de la lumière du soleil et celle de la lumière d'une bougie allumée doivent nécessairement affecter différemment la rétine et les couches optiques, nous sommes bien obligés d'admettre que ces deux impressions différentes, distinctes, non seulement impriment dans la rétine et dans les couches optiques chacune sa marque propre, mais que la rétine, aussi bien que les couches optiques, subissent en plus une impression, une différenciation résultant de la différence entre les deux lumières. En effet, si nous supposons une double excitation produite par la même lumière présentée deux fois à la rétine, nous comprenons très bien que l'état de celle-ci ne peut être le même que si la lumière n'avait agi qu'une fois. Nous sommes donc bien obligés d'admettre que la rétine, comme les couches optiques, reçoivent une impression différente, c'est-à-dire sont différenciées, suivant qu'il y a une ou plusieurs excitations et suivant que ces excitations sont semblables ou dissemblables. Quelle que soit l'idée qu'on veuille se faire de la façon dont une excitation produit son effet sur notre cerveau et dans notre conscience, nous sommes toujours obligés d'admettre qu'il y a une différence, qu'il s'établit une différenciation suivant le nombre et le caractère des excitations, c'est-à-dire que les sensations produites sont différentes. On ne peut, en effet, supposer qu'il n'y a qu'une excitation unique, ne se renouvelant pas. Par conséquent, le cas le plus simple, le plus réduit que nous puissions supposer c'est au moins celui de deux excitations semblables, lesquelles, à moins de se confondre, doivent être distinctes, séparées dans le temps, c'est-à-dire se produire l'une après l'autre, ou dans l'espace, c'est-à-dire se produire sur des points différents. Or, nous le répétons, deux excitations doivent nécessairement produire un effet différent de celui qu'elles produiraient si elles étaient seules. Il y a donc, en même temps, production de deux impressions ou sensations correspondant à chacune des deux excitations, plus une impression ou sensation résultant de ce qui les différencie. Or, ce qui les différencie, c'est ce qui les distingue, ce qui les rend sensibles, perceptibles, en tant que sensations distinctes, différentes, c'est ce qui en constitue la perception, c'est ce qui en engendre la notion, c'est ce qui en amène ce que nous appelons l'idée, la connaissance. Dès lors, la sensation, l'idée, la conscience, la connaissance des choses nous apparaît comme résultant mécaniquement, nécessairement du fait de l'impressionnabilité propre, c'est-à-dire de la sensibilité même du sys-

tème nerveux. Nous avons vu, en effet, que ce qui sent, c'est le système nerveux, puisqu'il n'y a pas de sensibilité là où il n'y a pas
de système nerveux, puisque la sensibilité s'altère là où le système
nerveux est altéré, est malade ; puisque la sensibilité disparaît dès
que le système nerveux cesse de fonctionner, comme dans l'anesthésie par le chloroforme, l'éther, la cocaïne, etc., etc. Mais nous
avons vu aussi que ce qui caractérise la fonction nerveuse, c'est
d'unir, d'établir une correspondance, c'est-à-dire une solidarité
entre les parties différentes d'un organisme, comme entre les excitations différentes reçues par cet organisme. Nous ne pouvons
d'ailleurs comprendre qu'il en soit autrement. Deux excitations
semblables qui se succèdent ne peuvent produire le même effet
suivant qu'elles se succèdent rapidement ou à un intervalle plus
ou moins long : dès lors, elles se trouvent solidaires l'une de
l'autre par rapport au moins à leur effet commun, à leur effet
d'ensemble sur la cellule nerveuse. Il en est de même pour deux
excitations produites sur deux points différents de l'organisme,
par exemple, à la main et au pied. Or, cette solidarité dans
leurs conséquences, dans leurs effets d'ensemble, dans leurs
rapports ou différences, dans le temps ou dans l'espace, constitue
en même temps le mécanisme, la loi de l'enchaînement des
excitations ou sensations les unes aux autres, en même temps
que le germe, le mécanisme et la loi de production de ce qui constitue la sensation, l'idée qui résultent des excitations. Enfin, si
nous y réfléchissons, nous sentons que cette solidarité inévitable,
mécanique, des excitations et sensations entre elles constitue précisément ce que nous appelons la conscience, l'idée, la notion, la
connaissance des choses, en même temps qu'elle nous fait entrevoir ce que nous pouvons appeler le substratum de la conscience,
de l'idée, de l'intellect, grâce à cet enchaînement mutuel de nos
sensations, de nos idées, de nos états de conscience qui constitue
la *mémoire* et qui engendre notre *individualité psychique et
morale.*

Genèse et développement de la conscience.
Origine organique et causes mécaniques. Lois naturelles.

Reprenons maintenant ce que nous avons dit du développement du système nerveux, de l'innervation et de la sensibilité générale et sensorielle ; analysons les faits et cherchons-en l'interprétation générale et les conséquences : nous arriverons ainsi à pénétrer la question si mystérieuse de la genèse et du mécanisme, c'est-à-dire les lois naturelles, de la conscience.

La forme la plus rudimentaire sous laquelle les savants admettent maintenant la vie est la monère de Haeckel. Ce petit être vivant, formé d'un simple amas de molécules d'albumine, sans aucune trace d'organisation proprement dite, c'est-à-dire sans aucune différenciation de ses parties en noyau, nucléoles, protoplasma et enveloppe, comme dans la cellule, offre une composition tout à fait analogue, au point de vue physique, aux corps semi-liquides et liquides, composés de molécules semblables, comme une goutte d'huile ou une goutte d'eau. Toutes les molécules d'une monère doivent donc nécessairement être supposées agir et réagir de la même façon, puisqu'elles sont supposées semblables, c'est-à-dire qu'à l'absence de différenciation organique correspond l'absence de différenciation fonctionnelle, conformément à la loi biologique que nous avons posée. Si, dans ce rudiment d'être vivant, nous laissons de côté la question chimique de sa *nutrition,* pour ne nous occuper que de la question physique, de sa façon de se comporter en présence des influences physiques d'origine ambiante ; si, dans cette question des influences physiques ambiantes nous avons soin de nous rappeler que toutes : choc, chaleur, lumière, électricité, se ramènent à des modes divers de mouvement, si, comme nous

l'avons fait pour notre étude de la fonction nerveuse, nous ra-
menons tous ces modes de mouvement à un seul, ou plutôt si
nous englobons tous ces modes divers et très différents de mouvements dans une seule et même expression générale, commune, de
vibration, nous serons nécessairement amenés à conclure que, en
présence d'une influence physique, mécanique, extérieure, ambiante, produisant ce qu'on appelle une *irritation* dans une
monère, c'est-à-dire un mouvement *sarcodique* de la petite masse,
cette *irritation*, ce *mouvement sarcodique* ou *amiboïde* est la
résultante de mouvements, dits *vibrations*, transmis aux molécules
de cette monère, lesquels mouvements, lesquelles vibrations sont
nécessairement semblables dans les molécules semblables, mais ne
sont pas nécessairement égaux, par suite des différences d'inci-
dence, c'est-à-dire par suite des différences de situation des diverses
molécules par rapport à la cause d'irritation, conformément à la loi
mécanique de la division du travail et de la répartition du mouvement, ou de la force dans les corps. Bien qu'on ne puisse songer
pratiquement à calculer les effets de cette division du travail et de
cette répartition des vibrations transmises aux molécules d'une
simple monère par le contact d'un autre corps, les notions générales de mécanique et de physique, l'observation et le calcul de ce
qui se passe dans tous les corps, nous permettent cependant d'entrevoir, de sentir, de comprendre comment un simple contact
physique peut provoquer, c'est-à dire transmettre ce que nous
appelons le *mouvement sarcodique*, car nous comprenons très
bien qu'un mouvement doit naturellement et nécessairement tendre
à transmettre un mouvement. Dès lors, le mouvement d'une monère,
bien que toujours considéré comme la réaction propre de l'être
vivant en présence d'une irritation, ne nous apparaît pas comme
spontané, comme produit *par* l'être vivant, mais bien comme
déterminé, provoqué, transmis *dans* l'être vivant, sous forme de
vibrations à lui transmises par un corps, par un agent physique,
par un mouvement extérieur, ambiant. Tout ce que nous avons vu
à propos des influences extérieures, ambiantes, sur les êtres vivants,
sous le nom d'excitation, de sensibilité, de fonction sensorielle, de
mouvements réflexes, nous montre clairement que tous ces phénomènes se ramènent, en dernière analyse, à un mode quelconque
de transmission analogue d'un mouvement extérieur à un orga-

nisme vivant, sous la forme ou par l'intermédiaire d'une vibration nerveuse, laquelle, reçue sous le nom d'excitation, transmet, provoque, engendre une réaction sous la forme d'un mouvement réflexe, ou s'enregistre à l'état de tension sous la forme d'énergie dite *potentielle*, c'est-à-dire d'énergie en réserve, susceptible d'être utilisée plus tard, ou transmet à un centre nerveux un mode de vibration nerveuse que nous nommons une sensation, idée, volition, qui constitue ce que nous appelons conscience, pensée, volonté, intelligence.

Nous avons dit qu'une monère étant composée d'une substance amorphe, constituée par un amas de molécules semblables d'albumine, doit se comporter au point de vue physique et mécanique comme les autres corps physiques, liquides et semi-liquides composés semblablement de molécules semblables et que, conséquemment, tout mouvement imprimé par un corps ou un agent extérieur, ambiant, à cette masse de molécules vivantes semblables, doit se soumettre et se répercuter semblablement, comme nous voyons cela se produire dans une masse liquide dans laquelle nous provoquons des ondes qui s'étendent et se propagent toutes de la même manière, mais en s'atténuant dans leur intensité au fur et à mesure qu'elles s'éloignent du point de départ, par suite de l'effet de résistance ou frottement moléculaire. Les lois physiques nous enseignent que cette atténuation des ondes ou vibrations transmises aux molécules d'un corps est fonction de la constitution de ces molécules, c'est-à-dire que le frottement moléculaire varie d'intensité suivant la nature des molécules, d'où des différences d'un corps à un autre, suivant la différence des molécules, ce qui revient toujours à la même loi fondamentale de la différence des effets d'une même cause, c'est-à-dire d'un même mouvement, suivant les différences de conditions, c'est-à-dire ici suivant les différences moléculaires dans lesquelles les effets se produisent.

Les découvertes récentes en physique et en chimie nous montrent, d'autre part, que, sous l'influence de la répétition incessante de leur action, les agents physiques déterminent dans tous les corps des modifications moléculaires plus ou moins rapides, ou mieux plus ou moins lentes, en fonction, c'est-à-dire en proportion de la stabilité moléculaire de ces corps. Par conséquent, bien que restant les mêmes, les causes, c'est-à-dire les agents physiques, lumière, chaleur, etc., ne peuvent être supposés agir incessamment, bien qu'agissant de la même manière, sans déterminer, provoquer, engendrer des modifications, des différenciations dans des molécules primitivement semblables, parce que nous ne pouvons supposer que le même agent physique, bien qu'agissant de la même manière sur toutes les molécules, agisse d'une façon *absolument égale* sur toutes ces molécules, et que dès lors, l'inégalité d'action de la cause engendre une différence d'effet dans les molécules, d'où une tendance à une différenciation moléculaire en proportion de la persistance ou de la répétition d'action de l'agent physique en même temps qu'en proportion du degré de différenciation antérieure de ces molécules. Or, de même que le mouvement sarcadique nous a ainsi apparu comme transmis à l'être vivant au lieu d'être *spontanément* engendré par cet être vivant, ainsi la différenciation moléculaire nous semble maintenant clairement déterminée, engendrée, provoquée par les actions ou agents physiques agissant sous forme d'irritations ou d'excitations, desquelles découlent des adaptations et des organisations moléculaires qui sont le point de départ des différenciations histologiques, anatomiques, sous la forme de genèse et de formation de tissus spéciaux comme le tissu nerveux, le tissu musculaire qui nous explique dès lors la transformation de l'*irritabilité* primitive des protoorganismes en l'excitabilité et en la sensibilité des organismes proprement dits.

En effet, chaque mode spécial de mouvement représenté par chaque agent physique, comme la lumière, le son, la chaleur, doit nécessairement produire un effet qui lui est propre, sur les molécules vivantes et tendre à différencier celles-ci d'une façon *spéciale*. C'est là l'origine et le mécanisme des divers organes spéciaux de sensibilité appelés les *organes des sens*. C'est en même temps, l'origine, la source, le mécanisme, la raison d'être, la loi de chaque sensibilité spéciale dite *sensorielle*, à la lumière, au son, à la chaleur. La sensibilité d'un être vivant n'est pas un produit spontané de cet être vivant, pas plus que le mouvement sarcodique ou réflexe, mais c'est un effet, c'est une résultante de la transmission d'un mouvement extérieur, sous la forme d'excitation, transmis à cet être vivant sous le nom de sensation, laquelle, en effet, comme nous l'avons vu, consiste en une vibration reçue d'un agent excitant, lumière, son, chaleur. Seulement cette vibration d'origine extérieure ne peut être reçue, emmagasinée sous forme de sensation, sans déterminer, engendrer, par le fait même de sa réception, une modification, une différenciation dans les molécules nerveuses qui la reçoivent, et c'est précisément cette dernière modification, cette différenciation moléculaire ou nerveuse engendrée par toute excitation qui constitue la sensation de cette excitation, laquelle sensation est nécessairement différente pour chaque excitation différente, conformément à la loi générale de causalité qui ne permet pas qu'une cause différente ne produise pas un effet différent, toutes conditions restant les mêmes. Or, nous avons vu que, par cela même qu'une excitation ne peut se produire sans engendrer une différenciation moléculaire, puisque ce serait supposer une cause sans effet, puisqu'une excitation succédant à une autre qui lui est semblable, se trouve agir sur des molécules ayant déjà subi une première modification comme effet de la première, et doit conséquemment produire une nouvelle différence qui s'ajoute à la précédente, il s'en suit une loi naturelle de développement nécessairement progressif, procédant par différenciations et adaptations successives qui ont pour effet de *spécialiser* et de *perfectionner* l'organe et la fonction. C'est ce que nous avons vu à propos de notre étude du développement du système nerveux et de l'innervation. Nous comprenons ainsi comment des *irritations*, aboutissant toutes à un unique et semblable effet, le *mouvement sarcodique* chez des êtres inférieurs dépourvus d'organisation comme les *monères*, commencent à se *différencier*, à se *particulariser* au fur et à mesure que chaque espèce d'irritant ou mieux d'excitant, a provoqué, façonné, adapté à son action un organe de réception de son excitation, dit organe ou appareil sensoriel, vue, ouïe, toucher, etc. Chez des êtres sans organes spéciaux, l'effet d'irritations différentes reste le même et se traduit toujours et uniquement de la même façon, par un mouvement d'ensemble transmis à la totalité de l'individu. Au contraire, dès qu'il y a des organes différents, dits sensoriels, vue, ouïe, toucher, pour des excitations différentes, celles-ci se trouvent différenciées, *spécialisées, sensorialisées* par ces organes. Il en résulte naturellement et nécessairement une différenciation corrélative de plus en plus nette, de plus en plus *spéciale* de l'effet de chaque excitation sur l'organisme, c'est-à-dire une division, une distinction, une différenciation de plus en plus nette, de plus en plus caractérisée de ce que nous appelons *sensa ion, perception, conscience*. En effet, plus un organe sensoriel, l'œil, par exemple, se développe, plus il devient apte à percevoir les différences dans les diverses manifestations de la lumière sur des éléments sensibles, spéciaux, et plus les sensations qui en découlent tendent à devenir plus nettement différentes les unes des autres, et plus elles s'impriment, s'enregistrent dans le cerveau en tant que *différentes* dans le temps et dans l'espace, chacune avec sa caractéristique propre, qui en constitue le résidu, le représentant, le *souvenir*, l'idée, la *conscience* que nous en prenons et en pouvons conserver.

A moins de ne plus pouvoir nous entendre sur ce que tout le monde comprend sous le nom de sensibilité consciente au point de vue sensoriel ; sous le nom de conscience, au point de vue psychique et moral, nous sommes bien obligés d'admettre qu'une excitation produite sur un de nos sens, œil, oreille, ne devient sensible, *consciente*, qu'à la condition d'être suffisamment différente, *différenciée* de toutes les autres excitations qui l'ont précédée, qui l'accompagnent ou qui la suivent, pour qu'elle puisse être perçue en tant que différente de tout ce qui n'est pas elle, ce qui ne peut résulter ni de l'excitation elle-même, puisque deux excitations sem: blables ne peuvent se *différencier elles-mêmes*, ni de notre appareil sensoriel puisque celui ci doit nécessairement *être impressionné de la même façon par deux excitations semblables*. Il faut donc qu'il y ait quelque chose autre qui différencie chaque excitation, puisque nous pouvons différencier nos sensations alors même *que les excitations restent les mêmes et se reproduisent les mêmes*, comme nous l'avons vu. Or, ce quelque chose qui différencie nos sensations, qui nous permet de distinguer les unes des autres, c'est-à-dire de *différencier* les sensations semblables, c'est l'*empreinte* que provoque chaque excitation, c'est le résidu, c'est le *souvenir* de chaque sensation qui se trouve ainsi naturellement et nécessairement inscrit, enregistré, enchaîné dans la succession et dans les rapports mutuels, réciproques, dans le temps et dans l'espace, de toutes nos sensations. Autrement dit, ce qui rend possible la distinction que nous faisons dans nos sensations, alors même qu'elles sont provoquées par des excitations semblables, c'est ce fait inévitable, nécessaire, que chaque excitation ou sensation produit nécessairement un effet qui lui est propre, que cet effet s'imprime nécessairement de sa façon propre dans le cerveau, en se différenciant de tous les autres effets des autres excitations ou sensations, soit par sa place dans l'ordre de succession des sensations, soit par sa situation par rapport aux autres sensations dans l'organisme excité. C'est là ce qu'on appelle *situer* la sensation, c'est-à-dire la *localiser* ou plutôt la *différencier* en la *localisant* dans le temps ou dans l'espace, ce qui est le propre, la caractéristique de la *mémoire*, laquelle, en conséquence, nous apparaît par cela même comme la condition même de la production de la conscience. Ce qui, en effet, de l'avis de tout le monde, constitue, caractérise un fait *conscient*, c'est que ce fait est perçu, reconnu en tant que *distinct de tout autre*, ou mieux *en ce qui le distingue* de tout autre. Or, les deux conditions fondamentales de cette distinction, c'est la *localisation* dans le temps, c'est-à-dire la différenciation d'avec ce qui précède et ce qui suit, et la *localisation* dans l'espace, c'est-à-dire la différenciation d'après le lieu ou le point où il se produit d'avec ce qui l'avoisine ou ce qui s'en éloigne. C'est ce qu'on appelle *situer* la sensation dans le temps ou dans l'espace. Or, il est évident que *situer* une sensation n'est possible qu'à la condition qu'il y ait des moyens d'établir et de percevoir ces différences dans le temps et dans l'espace : pour la différenciation ou localisation dans le temps, c'est la persistance organique sous une forme ou sous une autre de l'effet, de l'empreinte de chaque sensation, c'est ce qui existe et se produit sous le nom de *souvenir* et c'est le rôle de ce que nous appelons la *mémoire organique*. Pour la différenciation ou localisation dans l'espace, c'est la diversité des organes de sensibilité qui entraîne nécessairement des différences suivant l'organe ou plutôt suivant le point de l'organe affecté, attendu que nécessairement le centre sensitif, le cerveau, est impressionné différemment, non seulement suivant l'organe excité, mais encore suivant les différences dans les points d'excitation d'un même organe. En sorte que ce qui constitue la *conscience*, c'est en même temps la différenciation ou diversité dans les organes de sensibilité et la différenciation ou diversité dans les impressions ou *récepts* qui sont la conséquence corrélative des différences ou diversités dans les excitations ainsi que dans les sensations. Autrement dit, la conscience résulte d'une double série d'organisations : organisation des souvenirs par leur enchaînement réciproque d'après leur succession dans le temps ; organisation des organes sensoriels et centres nerveux récepteurs des sensations par leurs dispositions et relations respectives dans l'organisme d'où résulte la *localisation* de leurs données, c'est-à-dire des sensations dont ils sont le siège. La conscience se trouve ainsi être la fonction générale, commune, de tous les organes, appareils sensoriels, centres nerveux, dont l'ensemble constitue ce que nous appellerons l'organisme intellectuel, cérébral ou psychique sur lequel nous aurons à revenir à propos du développement de la mémoire, du langage et de la raison.

DÉVELOPPEMENT INTELLECTUEL

L'observation attentive de ce qui se passe chez le nouveau-né démontre clairement qu'on ne peut, à proprement dire, lui attribuer d'emblée ni conscience, ni intelligence. L'une et l'autre n'apparaissent que peu à peu ; elles semblent sortir de l'inconscient, du réflexe, sous la forme de la sensation première, fondamentale, qui est nécessairement produite dans la cellule nerveuse par ce qui différencie deux faits de sensibilité, c'est-à-dire deux excitations distinctes. C'est en effet dans la façon différente dont doit nécessairement être mise en activité la cellule nerveuse, suivant qu'il y a une ou plusieurs excitations, que nous trouvons la première trace, le germe, le rudiment, la source, la raison d'être, de ce que nous appelons sensation du sentiment, c'est-à-dire le fait, l'acte de sentir, puisque c'est là le premier effet de différenciation de deux excitations, laquelle différenciation est absolument nécessaire pour qu'il y ait sensibilité, pour que les deux excitations soient distinctes.

Si maintenant nous nous reportons à ce que nous avons dit du mécanisme automatique de réglage résultant de la corrélation de la proportionnalité entre l'excitation et son réflexe comme cause, comme facteur du phénomène de l'accommodation, nous voyons que c'est précisément en se différenciant, en impressionnant différemment la rétine et en provoquant des réflexes différents, que les excitations provoquent, mettent en jeu par répercussion la *sensibilité organique* de l'appareil nerveux qui, étant elle-même corrélative des rapports ou proportions entre les excitations et leurs réflexes, se trouve agir à la façon d'une balance extrêmement sen-

sible pour enregistrer les moindres changements dans les excitations et leurs réflexes, c'est-à-dire pour en engendrer la perception,
puisqu'elle en constitue la sensation interne.

L'observation des faits nous a montré que l'accommodation de la
vision se fait d'abord d'une façon toute passive, toute réflexe, toute
automatique, avant de devenir réfléchie, volontaire. L'étude des
divers mouvements de l'enfant nous a montré de même que tous
sont d'abord automatiques, inconscients, incoordonnés, qu'ils se
règlent et se coordonnent progressivement, et finissent par devenir
réfléchis, voulus, raisonnés.

Comme nous n'avons pas d'autres moyens de reconnaître le
moment où apparaît la conscience, l'acte où se révèle l'intelligence, que les manifestations diverses de l'activité de l'enfant ;
comme cette activité est manifestement automatique, réflexe au
début ; comme elle devient non moins manifestement consciente,
raisonnée, intelligente, à un moment donné ; comme il nous est
impossible de marquer d'un trait le point où elle cesse d'être
réflexe pour devenir réfléchie, consciente ; comme nous ne pouvons
saisir aucune différence de cause, ni de mécanisme dans le passage
de l'une à l'autre de ces deux formes de notre activité, nous
sommes bien obligés d'admettre que notre activité volontaire
découle de notre activité réflexe comme notre conscience découle de
l'inconscient. C'est une question de degré dans notre développement individuel, comme le prouvent d'ailleurs surabondamment
les différences individuelles dans le moment de l'apparition des
premiers signes révélateurs de la conscience et de la volonté, non
moins que les différences individuelles dans les degrés de la conscience et de l'intelligence.

Il nous paraît donc bien inutile de nous arrêter sur des questions
plutôt spéculatives, pour ne nous occuper que de bien nous pénétrer
du mécanisme et des lois naturelles du développement intellectuel,
afin d'en bien saisir les conséquences au point de vue pédagogique.

Nous avons vu que le développement sensoriel se fait au moyen
d'adaptations et de coordinations progressives d'abord entre les
excitations et leurs réflexes directs, ensuite entre les excitations et
les irradiations de leurs répercussions diverses, réflexes et autres.

Les fonctions sensorielles nous paraissent bien incontestablement être le point de départ, la base, le fondement du développement intellectuel. Avec les organes des sens et les centres nerveux, elles ont bien le substratum organique qui nous semble nécessaire à toute fonction. Pourtant, si nous y réfléchissons, nous comprenons vite que ce qui constitue le substratum des faits sensoriels en particulier, c'est l'impression produite par chacun d'eux sur les cellules sensorielles, laquelle impression consiste en une différenciation de l'état de la cellule et constitue le résidu de l'acte sensoriel, sous le nom de sensation, idée, souvenir.

Si nous allons plus loin dans l'analyse du fait intellectuel dérivé du fait sensoriel, nous trouvons qu'il consiste essentiellement dans la perception des rapports entre les sensations et dans le choix des actes à accomplir pour atteindre tel ou tel but ou dans le choix des idées pour établir un raisonnement, c'est-à-dire pour penser. Nous avons vu que l'accommodation pour la vision se fait d'abord automatiquement, est d'abord réflexe, mais que, plus tard, grâce à l'intervention de la conscience, c'est-à-dire de la perception des effets produits, la volonté intervient pour la direction et la fixation du regard sur des objets différents que l'enfant cherche à voir ou veut observer. Or, ce que fait la conscience comme guide de l'activité volontaire dans le phénomène de la vision, elle le fait dans l'acte intellectuel pour la direction du travail de la pensée que nous pouvons très bien comparer à une sorte de vision interne de nos idées et de nos actes mentaux (imaginations, raisonnements, jugements, volitions). Dans ce cas, en effet, nous pouvons considérer les idées, conformément à l'étymologie, comme des images qui agissent sur notre cerveau à la façon des objets sur notre rétine ; les idées ne sont-elles pas d'ailleurs, dans le domaine concret, les images cérébrales des objets ? Ces idées-images agissent dès lors comme causes d'excitations et provoquent d'abord de véritables réflexes d'origine cérébrale, ce sont les mouvements dits *impulsifs* dont nous avons parlé chez l'enfant et qui persistent et se montrent d'autant plus chez l'adulte que la conscience et la raison sont moins développées. Grâce à l'intervention de la conscience cérébrale ou intellectuelle, c'est-à-dire grâce à une perception de mieux en mieux coordonnée des effets desdites excitations nous voyons l'activité cérébrale cesser de plus en plus d'être impulsive pour devenir de plus en plus consciente, réfléchie, voulue.

PIOGER. — *Lois Naturelles.* 11

Or, nous ne pourrions comprendre un pareil développement par coordination progressive commençant par une coordination auto_ matique et finissant par une coordination réfléchie, voulue, si nous n'avions comme substratum à ce développement, à cette véritable organisation, l'empreinte, le résidu de chaque fait intellectuel comme de chaque fait sensoriel sous la forme d'une sensation, idée ou souvenir, et si nous ne savions que cette empreinte, que ce substratum de la sensation, de l'idée, du souvenir, est représenté par un état spécial, différent pour chaque cas, de mouvement vi‾ bratoire de la cellule nerveuse réceptive. Grâce à cette conception de la sensation, de l'idée, du souvenir, nous comprenons, en effet, comment les sensations, idées et souvenirs peuvent agir à nouveau, se combiner, s'opposer, se fortifier, s'annihiler mutuellement, constituer, en un mot, les excitants cérébraux qui mettent en activité la fonction cérébrale comme les excitants physiques mettent en activité les appareils sensoriels. Nous avons vu que le premier effet d'une excitation sensorielle est la provocation d'un réflexe qui en constitue la réaction, en même temps qu'il en est la révélation. Nous avons vu que non seulement la coordination des réflexes est l'indice de la coordination des excitations, mais que cette coordina- tion des réflexes, en devenant réfléchie, volontaire, par exemple dans l'accommodation, devient à son tour un moyen actif, volon- taire, de multiplier, de coordonner, d'adapter les excitations à un but déterminé, voulu ; c'est, en effet, ce que nous avons constaté pour l'accommodation qui, devenue volontaire, permet de diriger et de fixer le regard à volonté sur tel ou tel objet pour l'étudier, l'observer, l'éviter ou l'atteindre.

Nous voyons donc clairement que le développement intel‾ lectuel n'est que la suite du développement sensoriel. Au début le développement sensoriel est pour ainsi dire *passif* : les excitations agissent sur les organes sensoriels en leur commu- niquant le mouvement vibratoire qui les constitue, et c'est ce mou- vement, cette vibration nerveuse ainsi née qui constitue la fonction sensoriel, puisqu'elle constitue en même temps l'excitation et la réaction comme nous l'avons vu par l'apparition d'un réflexe à la suite de toute excitation. Dans ce cas, la réaction, c'est-à-dire la part prise par l'organisme dans la réponse à l'excitation est elle-même toute passive, toute mécanique. C'est bien ainsi d'ailleurs que tout le monde considère les réflexes. Mais quand deux excitations semblables ou non se succèdent ou se produisent sur deux points différents, l'organe sensoriel est impressionné, ébranlé, mis en vibration différemment, c'est-à-dire qu'il résulte pour lui un état différent de ce qu'il serait s'il n'y avait qu'une seule excitation. Or, c'est cette différence due, soit à la succession, c'est-à-dire à la différence de ces deux excitations dans le temps, soit à leur siège distinct, c'est-à-dire à leur différenciation dans l'espace, qui engendre, provoque un effet organique, une différenciation de l'organe sensoriel, et c'est cette dernière différenciation qui, mettant en branle la *sensibilité organique*, engendre la sensation, le sentiment ou la perception de ce qui différencie, c'est-à-dire de ce qui caractérise les deux excitations.

De même, si nous envisageons les conséquences, c'est-à-dire les réflexes de deux excitations ; nécessairement l'effet sur l'organisme est différent pour deux que pour un seul réflexe, et cette différence se traduit par une impression, une sensation, un sentiment ou une perception de cette différence qui engendre la notion, c'est-à-dire la connaissance du rapport entre l'excitation et son réflexe, entre l'action et la réaction. C'est bien ainsi que l'observation de l'enfant nous montre que les faits se passent. Or, cette sensation, cette perception de la différence entre deux excitations ou sensations comme entre deux réflexes ou actions constituent le germe, le point de départ de l'intelligence. Par intelligence, en effet, nous entendons essentiellement le fait, dit faculté, de choisir entre nos sensations ou états de conscience, entre nos idées et jugements, entre nos actes et volitions. Au degré inférieur, nous admettons qu'il y a intelligence là où nous trouvons des signes d'une adaptation réfléchie, voulue dans les actes, tant dans les actes qui ont pour but de procurer une sensation que dans ceux qui se proposent de donner satisfaction à un besoin, à un désir. Au degré supérieur, nous confondons l'intelligence avec la raison en les proclamant la faculté de percevoir les rapports des choses, conformément à la vérité, c'est-à-dire tels qu'ils sont et de nous guider d'après ses données ou notions, c'est-à-dire conformément à des principes vrais, absolus, parce qu'ils sont l'expression de la réalité même et que nous ne pouvons pas les concevoir autrement.

Or, au degré inférieur comme au supérieur, l'intelligence consiste toujours dans le fait pour chaque individu et pour chaque cas particulier, à percevoir le mieux et le plus juste possible les rapports naturels, vrais, exacts, entre les choses telles qu'elles se déterminent en nous par les excitations qu'elles nous donnent sous la forme d'impressions sensorielles, ainsi que les effets de nos propres actes en vue de percevoir ces rapports, ou de nous procurer telle ou telle satisfaction à nos besoins, à nos désirs.

Nous pouvons donc dire que le développement intellectuel se fait d'abord et fondamentalement aux dépens des choses qui se différencient en nous par les modes divers dont elles peuvent impressionner notre sensibilité, nos sens, notre conscience, notre intelligence. Autrement dit nous commençons par recevoir l'impression des choses : c'est ce que les philosophes appellent le *récept*. Puis ces récepts se différencient entre eux et cette différenciation nouvelle provoque, engendre en nous la sensation, la perception de ce qui différencie ces récepts; c'est ce qu'on appelle les *percepts*. Par exemple lorsqu'une lumière rouge et une lumière bleue agissent sur notre rétine, nous commençons par avoir d'abord deux impressions distinctes, celle du rouge et celle du bleu, puis de l'opposition de ces deux impressions ou plutôt de l'opposition de leur différence en naît une troisième qui est la sensation, la perception que ces deux lumières différentes, rouge et bleue, entraînent des différences sur tous les objets qui nous semblent changés; nous sommes ainsi amenés, non pas seulement à percevoir ces changements, mais à établir un rapport entre le mode de changement des objets et la couleur de la lumière qui les éclaire en les colorant; c'est là ce qu'on appelle un *concept* parce que c'est considérer les choses ou certaines choses, certains objets, certaines qualités, dans leur rapport d'ensemble, dans ce qui les unit comme la cause et son effet.

Il est bien évident que nous ne pouvons pas imaginer qu'il puisse y avoir *concept* ou conception sans perception, ni percept ou perception sans récept ou excitation. Par conséquent nous ne pouvons supposer aucun développement intellectuel sans le développement sensoriel. L'histoire de l'animalité tout entière en est d'ailleurs la preuve. Mais l'histoire de toutes les anomalies intellectuelles montre encore bien mieux que le développement intellectuel ne peut se faire sans l'aide des sens, et que toute anomalie sensorielle se traduit par une anomalie intellectuelle, comme nous le voyons ici avec nos sourds-muets. Toutes les observations de Preyer déjà citées, observations que tout le monde peut vérifier, constituent autant de démonstrations du développement intellectuel aux dépens et à la suite du développement sensoriel.

Qu'il s'agisse d'une lumière, d'un son ou d'un objet agissant comme excitants sur notre rétine, notre oreille ou notre peau, nous commençons par recevoir, par subir une excitation ou impression de lumière, de son ou de corps quelconque ; la preuve en est que cette impression peut rester vague, indéterminée, et reste ainsi toutes les fois que notre attention ne nous la fait pas remarquer. L'observation montre, toutefois, que cette impression, même si nous n'y faisons pas attention, même si nous ne la percevons pas distinctement, est cependant reçue, emmagasinée dans notre cerveau, dans la forme d'un souvenir qui pourra se trouver réveillé plus tard par une impression analogue ou devenir l'occasion d'une différenciation avec une autre.

Mais nous avons vu que nous ne pouvons recevoir deux ou plusieurs excitations, impressions ou sensations, sans que celles-ci se différencient et sans que ce qui les différencie ne provoque une nouvelle impression, la sensation ou mieux la perception de ce qui les différencie, c'est-à-dire de ce qui les distingue les unes des autres. Ici commence le rôle actif : au fait de l'excitation d'un sens par un excitant extérieur, lumière, sur un objet, correspond un acte tout passif de l'organisme, la réception de l'impression, le *récept ;* mais au fait de la différenciation de deux excitations dans l'organisme par la production de l'impression de ce qui les différencie, de ce qui les distingue, correspond un acte réactionnel de l'organisme, lequel est un acte actif, puisqu'il consiste pour l'organisme non plus simplement à recevoir, à subir une impression, mais à différencier lui-même, c'est-à-dire à *percevoir* ce qui différencie deux impressions distinctes. Or, là est le commencement de ce qu'on appelle l'intelligence, car c'est le germe, c'est le fondement de la distinction, de la notion des choses qui est la condition indispensable pour qu'un choix puisse être fait, soit entre les idées, c'est-à-dire les *récepts,* soit entre les actes qui en découlent ou qui ont pour but de les réaliser : ce qui répond bien à ce qu'on entend par intelligence (*intelligere,* choisir entre).

Bien entendu les *récepts* et les *percepts* ainsi envisagés dans leurs rapports directs avec les fonctions sensorielles, ne constituent que la forme inférieure, rudimentaire de l'intelligence telle qu'on peut la reconnaître et la retrouver aussi bien chez les animaux que chez les enfants. Mais il suffit de réfléchir pour comprendre de suite que le mécanisme et la succession de ces deux phases sont les mêmes si nous envisageons les formes ou manifestations supérieures de l'intelligence. Toujours nous devons commencer par recevoir une impression pour pouvoir percevoir les caractères qui la distinguent des autres. Cela semble évident et ne peut être contesté.

Enfin, lorsque nous avons perçu, distingué un certain nombre d'objets, de qualités, ou que nous avons fait un certain nombre d'essais, de tentatives pour arriver à un but déterminé, nous sommes naturellement et nécessairement amenés à nous en faire une idée d'ensemble, c'est-à-dire une conception dans le sens étymologique du mot qui veut dire : prendre, considérer, envisager ensemble. Ici le rôle actif devient encore bien plus manifeste, surtout dès que la conception s'élève au dessus d'une simple perception d'ensemble pour atteindre la formation dans l'esprit d'une notion, d'un rapport abstractivement considérés, c'est-à-dire considérés en tant que qualité générale, ou rapport général, indépendamment des objets qui les offrent à notre entendement. Par exemple lorsque l'enfant a perçu, un certain nombre de fois, les impressions que lui cause la vue des chiens, il arrive soit à s'en faire une image commune qui lui permet de reconnaître de suite un nouveau chien comme offrant les mêmes formes, les mêmes allures, les mêmes caractères que ceux qu'il a déjà perçus, notés chez les chiens vus auparavant. C'est ce qu'il traduit très bien en employant le même signe, ou mieux le même mot, le même nom : toutou, pour désigner tous les chiens.

Certainement on peut encore dire que l'enfant ne fait que percevoir ce qu'il y a de commun dans les impressions que lui donnent des chiens différents, mais il n'en est pas moins indéniable que cette perception d'ensemble est plus que la perception qui consiste simplement à distinguer, à reconnaître qu'il y a deux chiens au lieu d'un. D'un autre côté, cette perception d'ensemble qui constitue pour nous le commencement de la conception, diffère encore beaucoup de ce qui constitue la conception telle qu'on l'entend quand on l'envisage dans les manifestations supérieures de l'intelligence. D'ailleurs, il suffit d'observer l'enfant un peu plus longtemps pour voir que bientôt sa conception du chien se traduit dans son esprit par l'établissement de la notion d'un rapport entre l'image-chien et l'acte d'aboyer à l'arrivée d'un étranger ou de faire la chasse au chat de la maison. Or, à partir de ce moment, le concept *chien* a fait un grand pas, car il est devenu ce qu'on appelle non pas seulement une idée générique, commune, de l'espèce chien, mais une idée abstraite, une notion générale de rapport entre la forme ou image-chien et la fonction de chien de garde.

Tout cela accuse un grand progrès dans le développement intellectuel. Tout cela peut être acquis par l'enfant avant qu'il ait appris à parler, et sans qu'il ait besoin du langage pour arriver à concevoir cette notion générale du chien et de sa fonction comme gardien, car il n'y a encore là qu'un enchaînement de sensations, qu'une association de perceptions, qu'un rapprochement de solidarisation entre deux perceptions, celle de la forme ou des apparences du chien, et celle de son action, c'est-à-dire de sa fonction.

Mais, comme nous l'avons vu à propos des lois ou conditions mêmes de la sensibilité, nous comprenons très bien que cette perception du rapport qui se manifeste entre l'apparence ou image-chien, et l'aboiement ou fonction-chien-de-garde, doit nécessairement s'imprimer sur elle-même dans le cerveau, sous une forme ou sous une autre : l'observation des enfants montre que cette perception se traduit d'abord, soit par l'idée, c'est-à-dire par l'image du chien, soit par celle de l'aboiement : la preuve en est que tantôt les enfants traduiront leur concept rudimentaire par le signe : chien ou par le signe : aboiement. A partir de ce moment, en effet, commence pour l'intelligence la nécessité de recourir à un signe, à une manière quelconque de noter la perception abstraite qui ne correspond plus à rien d'objectif. Au chien, correspond l'image visuelle de l'animal, à l'aboiement correspond le signe auditif de l'acte d'aboyer, mais, au rapport entre le chien et son aboiement, ne correspond plus rien, en tant qu'objet tombant sous les sens ; ce rapport, comme on l'exprime très bien, est une vue de l'esprit : c'est un concept, c'est une idée abstraite qui se traduit dans l'esprit, non plus par une représentation-image de l'objet, mais par un signe, d'abord composé de l'*image*-chien et du *son*-aboiement comme nous l'indique la mimique de certains enfants et surtout la mimique de nos sourds-muets, qui, suivant qu'ils veulent simplement parler d'un chien, ou exprimer le rôle d'un chien de garde, emploient dans le premier cas, le signe ordinaire commun du chien, et, dans le second, joignent à ce premier signe, la mimique de l'aboiement ou de l'action de mordre. L'expression composée *chien de garde*, traduit d'ailleurs très bien cette particularité, et il est facile de retrouver dans toutes les langues une foule d'expressions semblables.

A partir de là, la conception, c'est-à-dire l'intelligence a besoin, pour se développer, de l'aide des signes (1), du langage, de la parole, pour noter, pour donner aux concepts une sorte d'objectivité, grâce à laquelle les sens intérieurs, c'est-à-dire ce que nous pouvons appeler les *sens intellectuels* ou facultés, peuvent continuer à percevoir et à concevoir des rapports de plus en plus élevés, de plus en plus abstraits. Si, en effet, nous voulons traduire l'idée de garde, sans faire intervenir l'idée de chien, si nous voulons exprimer l'idée de *blanc*, sans avoir recours à quelque chose qui est blanc, nous ne le pouvons qu'à l'aide d'un signe conventionnel que nous appelons un *mot*, et nous voilà tout naturellement amenés à sentir que le développement intellectuel proprement dit, c'est-à-dire le développement de l'*intelligence* des *choses abstraites*, est étroitement dépendant du développement du langage. Remarquez bien que c'est seulement pour l'intelligence des choses abstraites, c'est-à-dire des concepts, que le langage est nécessaire. Nous avons vu, en effet, que l'intelligence, dans sa forme inférieure, sensorielle, concrète, peut parfaitement se développer, et se développe, en effet, sans l'aide du langage, comme nous le démontre l'intelligence des animaux, ou avant le langage, comme nous le montre chaque nouveau-né. Il y a, d'ailleurs, à propos des rapports du langage et de l'intelligence, une confusion qu'il nous semble très important de faire cesser ; c'est qu'il y a dans le langage deux rôles bien distincts : il y a un rôle de signe pour les autres, c'est le rôle que tout le monde voit et reconnaît au langage, et, en particulier, à la

(1) Ici, cette expression signe est prise dans son sens philosophique, dans son sens le plus large, et non dans le sens restreint où on l'emploie en surdi-mutité.

parole, qui est, à juste titre, d'ailleurs, considérée comme le moyen par excellence, pour nous tous, de communiquer avec nos semblables, tant pour leur communiquer nos émotions, nos impressions, nos idées, nos raisons et nos volontés, que pour leur demander les leurs ; de plus, il y a le rôle pour soi, pour la conscience intellectuelle, le rôle de signe, de symbole représentatif d'un concept dont nous venons de parler : ce rôle peut être rempli, dans la forme rudimentaire de la conception, par un signe représentatif proprement dit, à la façon d'une image, mais demande, dans la forme abstraite de la conception, à être rempli par un signe conventionnel, n'ayant aucun rapport, aucune analogie directe, *représentative* avec la chose ou plutôt avec le rapport, avec le concept dont il est la notation, le *substitut*. Sans cette distinction fondamentale, on ne peut plus s'entendre ni sur l'origine du langage, ni sur les relations pourtant manifestes entre les différentes variétés de langages, c'est-à-dire de signes, ni sur le rôle du langage dans le développement intellectuel. Avec cette distinction, au contraire, nous comprenons de suite qu'il y a dans le langage, dans le *signe*, comme dans l'activité musculaire, motilité dont il n'est primitivement qu'une forme, un double caractère : un caractère *d'objectivité* qui fait que le langage, comme les réflexes, comme les mouvements expressifs, comme les mouvements réfléchis ou volontaires, constitue un signe révélateur pour nos semblables, de ce qui se passe en nous ; et un caractère de *subjectivité* qui fait que nous sentons en nous l'effet, la signification du geste que nous faisons, du signe que nous employons, parce que, après avoir commencé par faire des signes, par gestes ou par cris, sans intention, même sans en avoir conscience, nous sommes amenés à percevoir leurs effets chez nos semblables et à en tirer des conséquences pour notre propre conduite, laquelle perception des effets de nos signes chez nos semblables et des conséquences de ces effets pour nous-mêmes, nous amène naturellement à employer ou à éviter ces signes suivant ce que nous désirons ou voulons obtenir de nos semblables, absolument comme nous avons vu le même mécanisme de réglage de nos actes, par notre conscience, par l'effet de la perception qu'elle nous donne, de la relation de cause à effet entre tel ou tel acte, et tel ou tel résultat. Par exemple, lorsque le nouveau-né crie, et qu'à la suite de ses cris, la nourrice lui donne le sein, il établit nécessairement une relation

entre sa façon de crier et la tétée ; lorque le même enfant souffre
d'être mouillé ou d'être piqué par une épingle, il crie également.

S'il crie de la même façon et que la nourrice lui donne le sein, il
n'est pas satisfait et continue à crier, ou, ce qui arrive non moins
naturellement, il crie plus fort, c'est-à-dire il crie *différemment*.

Alors la nourrice comprend qu'il a une autre raison de crier que
le besoin de téter, elle cherche, elle le démaillote et lui procure le
soulagement qu'il demandait. Dans ce cas, le nouveau-né établit
une nouvelle relation entre sa nouvelle façon de crier et la satisfaction donnée à son besoin d'être démailloté : à partir de ce moment,
un nouveau signe, un nouveau moyen de communication est né,
est établi entre lui et sa nourrice, et cela, c'est une forme, un rudiment de langage. Or, nécessairement, d'après ce que nous avons
vu du mécanisme et de la loi de sensibilité ainsi que de la conscience, le nouveau-né arrive nécessairement de cette façon à percevoir un rapport entre son propre acte de crier et celui de la nourrice
qui le démaillote à son appel, et cette perception est la perception
de l'effet du signe, du langage que constitue son cri. En renouvelant et en variant ses cris dans des cas et pour des besoins différents,
l'enfant provoque d'autres actes de son entourage et arrive ainsi à
multiplier, à étendre ses perceptions, en même temps qu'à percevoir, à établir un rapport de plus en plus net, de cause à effet entre
son acte, entre sa façon de parler par cris et les actes ou réponses
de son entourage. Cela le prépare, l'habitue et l'amène peu à peu à
se servir d'un signe, cri, geste ou parole, comme moyen d'exprimer
d'abord son besoin, son désir, ensuite son idée, sa volonté, et c'est
en se servant ainsi de signes, cris, gestes ou paroles, pour exprimer,
pour communiquer aux autres son état, qu'il est amené tout naturellement à s'apercevoir, c'est-à-dire à prendre conscience que ces
signes, cris, gestes ou paroles, expriment, disent à lui-même ce
qu'il sent en lui-même : en un mot, le langage qu'il emploie
d'abord pour parler aux autres devient un langage intérieur avec
lequel il se parle à lui-même, parce que ce langage devient la représentation qu'il se donne à lui-même de ce qu'il sent, de ce qu'il
éprouve aussi bien que de ce qu'il pense, de ce qu'il veut.

Il suffit d'ailleurs de réfléchir pour comprendre de suite qu'il ne
peut pas en être autrement. D'après la loi même de la sensibilité,
de la conscience, de l'intelligence, nous ne pouvons pas supposer

que nous ne distinguons pas, que nous ne différencions pas ce qui se passe *en nous*, de ce qui se passe *dans les autres*, ce que nous faisons de ce que font les autres, ce que nous sentons et pensons de ce que sentent et pensent les autres. D'autre part, nous ne pouvons pas méconnaître que nous sentons, percevons, dénommons et jugeons ce qui se passe en nous, aussi bien intellectuellement que sensoriellement. Par conséquent, nous sommes bien obligés d'admettre que nous le sentons, percevons, dénommons et jugeons *objectivement*, puisque, pour qu'il y ait sensibilité, conscience, pensée, il faut qu'il y ait une chose qui joue le rôle d'excitant ; ici c'est notre sensation, notre idée et un sujet qui sent, perçoit, dénomme, juge, pense ; autrement dit, pour qu'il y ait pensée, il faut qu'il y ait une chose, c'est-à-dire une idée qui soit pensée et un être qui la pense. C'est donc à juste titre qu'on a qualifié la pensée de *langage intérieur*, et cela nous montre le vrai rôle du langage dans le développement intellectuel. En devenant le signe représentatif, le symbole, le *substitut* d'un percept et surtout d'un concept, le mot prend et joue le rôle d'une *réalité*, laquelle, bien entendu, n'est qu'une *création représentative* de notre esprit. Par exemple, lorsque nous désignons par le mot *blanc* l'impression que nous recevons de tous les objets qui nous offrent le même caractère d'être blancs, nous donnons à ce mot blanc le rôle représentatif, pour notre esprit, de notre impression commune, c'est-à-dire de ce qu'il y a de commun dans toutes nos perceptions d'objets blancs, en sorte que ce mot *blanc* acquiert et joue le rôle d'une *réalité mentale* qui n'a pas d'autre existence, d'autre réalité que celle d'exprimer, de représenter une perception ou une conception de notre intellect, mais qui n'en a pas moins une existence en tant que signe, expression d'une perception, d'une idée, d'un jugement. Il faut bien comprendre, en effet, que le mot, prononcé, écrit ou simplement pensé, a toujours son existence réelle en tant que signe parlé, écrit ou pensé, et qu'il constitue ainsi une réalité ou mieux un *signe sensible* qui est l'effet réactionnel, le *réflexe* de la perception ou de la conception que nous avons d'un rapport entre les choses, d'une idée des choses ou d'une façon de voir les choses. C'est ce qui a amené les philosophes à faire de la *métaphysique*, c'est-à-dire à raisonner sur des mots considérés comme des choses réelles, comme des *entités*, alors que ces mots ne sont ou ne peu-

vent être que des signes, des impressions, perceptions et conceptions que nous recevons, prenons ou faisons des rapports des
objets et des choses en général, c'est-à-dire abstractivement considérés.

Ceci bien compris, le développement intellectuel nous apparaît
manifestement comme la suite, la conséquence du développement
sensoriel par l'effet même du mécanisme et des lois de la sensibilité qui veulent que toute excitation marque son empreinte sur la
cellule nerveuse et que les empreintes successives et diverses dues
aux excitations se différencient, c'est-à-dire provoquent dans la
cellule ou plutôt dans l'organe sensible, ici, dans le cerveau, une
nouvelle impression qui est une impression ou plutôt une perception de ce qui les différencie. Il suffit, dès lors, pour suivre le
développement intellectuel, de noter, d'une part, que chacune de
ces impressions, aussi bien celles qui sont l'effet d'une excitation
sensorielle d'origine externe, que celles qui sont dues à la différenciation intérieure de celles-ci, s'imprègnent, se *réalisent* dans le
cerveau, sous une forme ou sous une autre, à l'état de ce que nous
appelons un souvenir, une idée ; et, d'autre part, que ce mécanisme de répercussion et de différenciation avec perception et conception de rapports de plus en plus élevés, de plus en plus abstraits, se continue, se complique, s'élève et se perfectionne avec le
degré de développement intellectuel. Nous voyons ainsi, en effet,
comment les produits sensoriels, c'est-à-dire les sensations s'impriment et s'emmagasinent dans le cerveau sous la forme de souvenirs ou d'idées ; comment les idées réagissent les unes sur les
autres en se différenciant, en engendrant dans notre conscience,
dans notre intellect la perception de ce qui les différencie les unes
des autres ; comment les perceptions en se multipliant et en se
répétant engendrent et provoquent la conception de leurs rapports
ou de leurs caractères communs ; comment ces conceptions de
rapports qui n'ont pas d'autre existence que la conception dont ils
sont l'objet, se trouvent objectivés, *réalisés* pour ainsi dire, par le
mot qui les traduit et les représente dans l'esprit. Dès lors, en effet,
nous entrevoyons que tout le développement intellectuel se fait par
la multiplication, le renouvellement des sensations ou *récepts*,
lesquels, en se différenciant dans notre sensibilité cérébrale, provoquent la perception de ce qui les constitue, les caractérise et les

différencie, c'est-à-dire les *percepts*. Ceux-ci à leur tour engendrent, provoquent l'impression, l'idée, la conception de ce qui les différencie aussi bien que de ce qui les unifie, c'est-à-dire engendrent et forment leurs propres *concepts*.

Or, tout cela est l'effet du jeu tout mécanique de la sensibilité cérébrale pour laquelle les sensations, les idées, les percepts et les concepts jouent le rôle analogue à celui que jouent les excitants physiques dans notre sensibilité sensorielle, tandis que le langage, cris, gestes ou langage parlé, écrit ou *pensé* joue le rôle analogue à celui des mouvements réflexes, impulsifs, expressifs ou émotifs, réfléchis ou volontaires, ou simplement pensés, intentionnels mais inhibés, c'est-à-dire retenus, arrêtés, empêchés par un acte de volonté.

Ce qu'il faut bien comprendre, c'est que tout ce développement se fait au moyen, aux dépens d'adaptations nerveuses, de correspondances et de communications d'ordre vibratoire qui ne nécessitent nullement un organe spécial, cellule et filet nerveux, pour chaque fait de sensibilité, de conscience et de pensée.

Il suffit que les cellules réceptrices, par exemple, les éléments de la rétine, soient organisés, adaptés pour vibrer au contact des diverses ondes lumineuses qui peuvent venir les exciter, puisque ce sont les différences de vibrations ou d'ondes qui constituent la caractéristique de chaque excitation, et puisque ce sont de même les différences dans les vibrations nerveuses transmises au cerveau qui engendrent des sensations distinctes. Quant aux filets nerveux, ce sont de simples fils conducteurs analogues aux fils télégraphiques et téléphoniques, qui transmettent indifféremment tous les mots qu'on leur confie sous la formule de vibrations diverses. Cela nous permet déjà de comprendre un bon nombre de faits, mais cependant cela ne suffit pas. Les correspondances, en effet, ne restent aussi simples que pour les faits les plus simples, les plus rudimentaires de la fonction sensorio-motrice. Nous avons vu que chez le nouveau-né, les réflexes simples d'abord relativement, ne tardent pas à se compliquer par extension, par irradiation des effets des excitations. C'est ainsi que nous avons vu les réflexes de la vue se compliquer, s'agrandir rapidement par l'adjonction de mouvements de la face, de la tête, des membres, puis par l'association des excitations des sensations des autres sens du toucher, de l'ouïe, du goût, etc.

Or, ces complications dans les correspondances, si difficiles à comprendre au premier abord, s'expliquent pourtant facilement dès qu'on fait intervenir les cellules ganglionnaires ou centrales comme remplissant pour ainsi dire à chaque carrefour des voies nerveuses le rôle des aiguilles sur les voies du chemin de fer, le rôle des commutateurs dans les postes électriques et téléphoniques. Cela nous montre pourquoi les premières excitations chez le nouveau-né ne provoquent d'abord que des réactions vagues, incoordonnées, car les voies de correspondances ne sont pas encore suffisamment établies ; pourquoi des excitations nouvelles, inconnues, inaccoutumées provoquent d'abord du trouble, du désarroi ; pourquoi les actes réflexes une fois adaptés, c'est-à-dire une fois que leurs voies de correspondances sont établies, se font avec une précision et une rapidité si remarquables ; pourquoi enfin et comment l'intervention de la volonté a pour effet de compliquer et de multiplier les correspondances en provoquant de nouvelles excitations, sensations et perceptions ainsi que de nouveaux effets, volitions, actes et actions. La volonté, en effet, joue le rôle de l'aiguilleur qui peut changer et qui change la direction des trains en changeant la position des aiguilles ; ou encore mieux le rôle d'un employé chargé d'un poste de commutateurs, lequel suivant les besoins, les ordres ou sa propre idée donne et peut donner telle ou telle direction à la transmission. Autrement dit, le jeu naturel des excitations entraîne la formation de voies de transmission ou de correspondances qui deviennent fixes, c'est-à-dire adoptées, *organisées*, tels sont tous les réflexes organiques, trophiques, physiologiques et sensoriels ; tandis que l'intervention de la volonté crée sans cesse des voies nouvelles ou plutôt des correspondances nouvelles comme les volitions elles-mêmes, suivant les états de conscience, suivant les perceptions incessamment changeantes. Ici l'idée, c'est-à-dire la conscience du but à atteindre et la perception des effets, des moyens employés, joue le rôle de régulateur en provoquant nécessairement la recherche du degré de contraction musculaire ou plutôt la recherche du ou des mouvements les plus aptes à procurer la sensation, à donner la perception cherchée, voulue. C'est là, si on veut bien y réfléchir, la source, la cause, comme le mécanisme, de toute notre activité intellectuelle qui se ramène à la recherche des moyens extrêmement variés de donner satisfaction à nos besoins naturels comme la faim, à nos désirs et à nos curiosités comme la recherche des plaisirs et comme nos études de toutes sortes pour arriver à une meilleure connaissance de la nature en vue de l'utilisation que nous pouvons en faire.

Développement de la mémoire.

Le développement de la mémoire comprend deux choses :
1° l'acquisition, l'emmagasinement et la conservation des souvenirs,
c'est le développement de ce que nous pourrions appeler l'*organisme* ou l'*organisation de la mémoire* qui, à ce point de vue,
constitue le substratum, la base organique, le fondement de toute
activité psychique ou intellectuelle ; 2° le fait de se rappeler les
souvenirs, ce qui constitue, à proprement parler, la *faculté de la
mémoire*.

Pour comprendre la genèse de la mémoire, il faut vous rappeler
ce que nous avons dit du rôle de la loi de *différenciation* dans le
développement de l'embryon et répété à chaque instant à propos
du développement sensoriel. Il nous est impossible, avons-nous
dit, de supposer que des éléments aussi délicats, aussi faciles à
influencer, à modifier dans leur état moléculaire, que les cellules
vivantes, embryonnaires et autres, puissent évoluer dans leur
milieu sans subir à chaque instant de multiples causes modificatrices, et nous sommes bien obligés d'admettre que ces
modifications, que ces différenciations, quelles qu'elles soient,
doivent nécessairement laisser des traces plus ou moins effectives,
puisque d'une part, ces cellules continuent à vivre et que, d'autre
part, elles se montrent modifiées dans le cours de la vie de chaque
individu en acquérant des propriétés nouvelles et en donnant naissance à des organes différents. Nous avons vu qu'il y a toute une
série spéciale de ces modifications qui se traduisent par une fonction générale, la *sensibilité*, qui, sous des formes multiples,
embrasse toutes les manifestations, tous les effets des modifications,
dites *vibrations nerveuses* transmises par les divers *agents physiques* à notre organisme. Or, toutes ces manifestations de sensibi-

lité, d'innervation ou d'ordre sensoriel, offrent le même caractère de se trouver facilitées par leur propre répétition, conformément à ce qu'on observe dans le simple protoplasme dépourvu d'organisation, sous le nom et dans le fait de « *sommation des excitations* », laquelle consiste en ceci : Si une succession d'excitations est appliquée à un tissu excitable, l'excitation devient de plus en plus rapide et sa réponse à l'excitation devient de plus en plus énergique : chaque excitation laisse derrière elle un *souvenir organique* de sa présence (1) ». C'est ce qui se manifeste dans un muscle qui garde une minute ou deux la mémoire de la direction d'un courant galvanique, après cessation du passage de ce courant. C'est encore ce que tout le monde connaît sous la forme de la persistance des impressions lumineuses sur la rétine, en sorte qu'il faut un intervalle de temps pour que l'œil puisse passer d'une vision à une autre, circonstance dont on a fait l'application dans le stéréoscope et dans le cinématographe.

La mémoire est inhérente à l'organisation : elle se manifeste d'abord sous le nom de *mémoire organique* ou *ganglionnaire* dans les adaptations, coordinations et organisations fonctionnelles des différents réflexes. Elle est la base de la formation de l'instinct que l'on appelle encore la *mémoire héréditaire* de la race.

A son origine, avant, pour ainsi dire, de pouvoir s'appeler « mémoire », la mémoire consiste dans ce que chaque fait de sensibilité, ou plutôt chaque excitation s'imprime, s'enregistre dans l'élément nerveux en y laissant son empreinte, sa marque particulière, en corrélation, en connexion organique avec ce *qui le précède, l'accompagne et le suit*. Or, quand une excitation nouvelle se produit, semblable en tous points à une excitation antérieure, cette nouvelle excitation doit naturellement et nécessairement tendre à s'imprimer, à s'enregistrer semblablement à la première : il en résulte que cette seconde excitation vient pour ainsi dire s'ajouter à la première, la renforcer, et, par cela même, la *réveiller*, la *rappeler*, et c'est là l'origine, le point de départ du mécanisme et du fait de la mémoire. La première chose, en effet, qui puisse donner lieu à un germe, à un rudiment de mémoire, c'est le fait qu'une sensation soit perçue ou mieux se fasse sentir comme sem-

(1) Romanes. *L'évolution mentale chez les animaux*, p. 103.

blable à une autre antérieure, attendu qu'il ne peut y avoir souvenir qu'à la condition que ce souvenir ait été précédé de ce qu'il rappelle. Il n'est pas nécessaire à ce degré rudimentaire de souvenir qu'il y ait association : celle-ci résulte, découle en même temps de l'enregistrement des deux sensations en tant que semblables, mais distinctes. La mémoire proprement dite, c'est-à-dire la reconnaissance d'une sensation actuelle comme semblable à une sensation passée, prend ainsi naissance dans le fait de la sensation qui découle nécessairement de la mise en rapport de la sensation rappelée et de la sensation qui rappelle, conformément à la loi générale de la sensibilité d'où nous avons vu sortir la conscience.

Le mécanisme est d'ailleurs le même, au fond, quand il s'agit d'une sensation nouvelle, *dissemblable* de sensations habituelles : ce qui provoque la sensation de *dissemblance*, c'est le souvenir de la sensation antérieure ou des sensations antérieures qui *seul*, permet de différencier les deux espèces de sensation. Par exemple, lorsque l'enfant déjà habitué au goût du lait de sa mère ou de sa nourrice, par quelques tétées successives, se montre très vite capable de distinguer le changement de lait. Autrement dit, le point de départ de la mémoire est dans la façon dont une sensation actuelle se différencie nécessairement des sensations passées et s'enregistre, s'enchaîne avec ces sensations passées en tant que semblables ou que dissemblables. Et c'est l'effet de répercussion sur la sensibilité organique, c'est-à-dire c'est la sensation de cet enregistrement, de cet enchaînement dans la série enrichie des sensations déjà emmagasinées qui engendre le souvenir et donne naissance à la mémoire. Sous ce rapport, la mémoire se confond donc intimement avec la conscience, de même qu'elle se confond avec l'*association des idées*, puisqu'elle en est la condition même de formation et d'existence. Sans mémoire, en effet, pas de conscience, pas d'association des idées, c'est-à-dire pas de pensée possible.

La mémoire est la « reconnaissance » ou mieux la *différenciation* des sensations par leur *localisation* dans le temps. Cette localisation dans le temps résulte de l'enregistrement des sensations suivant leur mode de succession. En sorte que la mémoire ne consiste pas seulement dans la conservation et la reproduction de l'impression ou résidu propre à chaque sensation ou souvenir, mais aussi et surtout dans l'enchaînement successif, dans la localisation, dans le temps, de cette impression, de ce résidu, en corrélation et en connexion avec ce qui l'a précédé, ce qui l'accompagne et le suit. Cet enchaînement, cette coordination en leur succession, cette coorganisation des souvenirs devient ainsi un véritable organe dont la fonction est de faire sentir, percevoir, reconnaître les sensations passées dans leurs rapports réciproques de succession, de situation, de localisation dans le temps, absolument comme les divers appareils nerveux de sensibilité organique et sensorielle, ont pour fonction de faire sentir, percevoir, reconnaître les sensations diverses dans leurs rapports réciproques de situation, de localisation sur telle ou telle partie de notre corps. Nous voyons ainsi avec le développement organique de la mémoire, se compléter les moyens divers de *situer* les sensations dans le temps et dans l'espace, qui constituent et caractérisent ce que nous appelons la conscience organique d'abord, la conscience sensorielle ensuite et enfin la conscience psychique.

Chez l'enfant, la mémoire n'offre point d'emblée ce caractère de localiser et de différencier les sensations dans le temps : la mémoire est d'abord toute *passive* et consiste à enregistrer, à emmaganiser les sensations telles qu'elles se produisent et telles qu'elles se réveillent, telles qu'elles se rappellent elles-mêmes par le jeu de leurs interactions réciproques. Ce n'est que peu à peu en se répétant et en se gravant plus profondément que d'autres, que certaines sensations commencent à prendre place dans la conscience de l'enfant et à devenir des sortes de jalons, des sortes de points de repère, autour desquels viennent se grouper, s'associer, se coordonner des sensations nouvelles et ainsi de suite. Les premières sensations qui donnent lieu à la mémoire sont, de l'avis de tout le monde, les sensations qui ont rapport aux besoins organiques de l'enfant, à la faim, à la soif, ainsi qu'à la douleur et au plaisir.

Le développement, les caractères de la mémoire varient d'ailleurs avec chaque individu. Nous n'avons pas une mémoire, mais des mémoires, et ces mémoires ne diffèrent pas seulement dans leur objet, mémoire visuelle, mémoire auditive, mais encore dans leurs caractères pour le même individu : ainsi l'on peut avoir une mémoire visuelle excellente, alors que la mémoire auditive est défectueuse. En général, l'enfant normal a une mémoire beaucoup plus

facile que l'adulte : on explique cela en disant que le cerveau est
plus facilement impressionnable, n'étant pas encore encombré ; on
invoque aussi la vivacité plus grande des sensations résultant de la
nouveauté. On ajoute encore que l'attention de l'enfant n'est point acca-
parée par les préoccupations de toutes sortes de l'adulte, mais on doit
aussi remarquer que la puissance d'attention de l'enfant est moins
persévérante, d'où la nécessité de ne pas la fatiguer. La mémoire
de l'enfant, avons-nous dit, est d'abord toute passive : de là, la facilité avec laquelle les enfants emmagasinent de simples souvenirs
d'impressions visuelles, auditives, sans aucune association d'idées,
ni d'interprétation. Il y a là un danger qu'il faut savoir combattre
de bonne heure en amenant l'enfant à fixer son attention sur les
caractères de ce qu'il voit et sur la signification des mots qu'il entend et qu'il apprend, afin d'éviter de voir se développer une mémoire de perroquet. L'éducateur trouve d'ailleurs chez l'enfant un
puissant auxiliaire dans la *curiosité*, le désir de savoir, le besoin
incessant de questionner. Sans doute la curiosité enfantine n'est
souvent qu'une manifestation du besoin général d'activité, d'une
sorte de soif de sensations nouvelles, c'est ainsi qu'on peut expliquer la mobilité excessive de l'attention qui semble ne pouvoir se
fixer sur rien. Mais cela tient aussi à ce que l'enfant n'a pas encore
appris à *s'intéresser* aux choses qu'il voit, aux impressions et sensations qu'il reçoit de toutes parts. Dès qu'on lui a montré, ou dès
qu'il est arrivé spontanément à comprendre, c'est-à-dire à saisir
dans son entendement un rapport entre ce qu'il voit et ce qu'il fait,
par exemple, lorsque l'enfant pour la première fois a constaté
qu'avec un certain mouvement il a pu déplacer et jeter par terre un
objet à la portée de sa main, il recommence volontiers à rejeter le
même objet dès qu'on le lui a rendu, et même il s'impatiente si on
ne veut pas le lui ramasser. N'est-ce pas là une preuve que l'attention, que la persévérance de l'enfant sont excitées, entretenues par
ce qu'il commence à prendre notion de sa propre activité en même
temps qu'une notion de rapport entre l'effort qu'il déploie et le résultat produit. Or ce commencement de compréhension, cette conscience que l'enfant prend ainsi de lui-même, constituent autant
d'éléments adjuvants qui entrent en compte pour fortifier, coordonner, préciser la mémoire, en substituant une observation, une idée,
une notion à une simple impression. De même, en effet, que la mé-

moire implique nécessairement un enchaînement des souvenirs pour pouvoir se produire, de même elle se trouve facilitée, fortifiée, pour chaque fait nouveau à enregistrer, pour chaque souvenir à acquérir, par tout ce qui accompagne, caractérise et est susceptible par association de mieux préciser, de mieux réveiller le dit souvenir. C'est là une loi du développement de la mémoire qui nous indique la vraie méthode à suivre en pédagogie et dont nous voyons ici les résultats d'une façon si démonstrative avec nos sourds-muets, parce qu'ils n'ont pas, comme les entendants, la possibilité de conserver le souvenir seulement d'un *son dans le souvenir d'un mot*, et ne peuvent acquérir la mémoire de notre langage que par le mécanisme d'une association bien fixée, bien coordonnée, bien *organisée dans leur mémoire* entre la chose et son signe, entre l'objet et le mot qui le désigne. De là, comme conséquence, l'indication formelle de commencer l'éducation de l'enfant, en lui apprenant à voir, à examiner, à observer, à noter dans sa mémoire tout ce qu'il peut percevoir objectivement, au lieu de la lui charger, de la lui encombrer de mots, d'expressions, de propositions qu'il ne comprend ni ne peut encore comprendre, et sur lesquelles son esprit travaille à faux.

Développement du langage.

L'embryologie nous a montré que les différents organes naissent et se développent d'abord isolément comme autant d'embryons séparés. L'histoire de l'organisation dans la série animale montre que l'évolution se fait constamment dans le sens d'une solidarisation, d'une unification de plus en plus accentuée entre les différentes parties composantes d'un même organisme. Notre étude du développement de l'innervation et de la sensibilité aboutissant à l'apparition de ce que nous appelons la conscience organique d'abord, la conscience physique ou sensorielle ensuite, et enfin la conscience psychique ou conscience proprement dite en est la preuve suprême en même temps que la formation et la manifestation de la conscience en est la conséquence. L'observation de ce qui se passe dans le développement de chacun de nos sens et des réflexes qui en sont la révélation, nous a montré que le mécanisme périphérique de ces appareils sensoriels et de leurs réflexes sont développés, existent déjà tout formés à la naissance, mais que le mécanisme central de l'intercommunication entre l'organe sensoriel proprement dit, l'œil par exemple, avec la rétine et le nerf optique, et les différents réflexes nécessaires au bon fonctionnement de vision, en particulier les réflexes de l'accommodation, ne se développe que peu à peu par l'effet de l'exercice qui semble ouvrir lesdites voies de communication intracérébrales entre le centre optique qui est un centre sensitif et le centre cérébro-moteur des différents muscles de l'accommodation d'abord, de la face et de la tête ensuite pour la direction du regard et enfin des membres pour la préhension et la recherche des objets vus et désirés.

L'histoire du développement du langage est encore bien plus démonstrative de ce mécanisme, de cette loi du développement des communications intracérébrales par une sorte d'extension d'irradiation de l'excitation sensorielle du centre sensitif, ici le centre auditif, ou centre moteur qui met en mouvement, qui fait contracter les muscles dont l'action est la réponse à ladite excitation, ici la parole, en réponse à une excitation auditive.

Au fond, qu'il s'agisse du développement embryonnaire d'un individu ou de l'évolution du règne animal tout entier, qu'il s'agisse du développement fonctionnel, physiologique ou psychique, nous retrouvons toujours la même loi de tendance des parties à se solidariser, à s'unifier dans leur mutuelle collaboration, loi organique que nous retrouvons sous le nom de loi de centralisation dans le développement des sociétés et des civilisations.

Le langage, c'est-à-dire l'acte de faire des signes avec la langue, n'acquiert vraiment son caractère de *signe parlé* qu'à partir du moment où il est compris, interprété comme signe tant par celui qui parle que par celui auquel il est parlé. Ainsi compris, le langage a bien sa source, son origine dans les premiers cris aussi bien que dans les premières articulations qu'émet l'enfant, mais ce sont là des *mouvements impulsifs ou réflexes* que fait l'enfant avec ses organes de la phonation analogues aux autres mouvements de ses membres, de sa tête, de sa physionomie, qui n'ont d'abord pas d'autre signification que d'être l'effet d'excitations diverses comme origine, non encore coordonnées, non encore perçues ni contrôlées et qui ne sont, pour ainsi dire, que la manifestation d'une sorte de besoin de mouvement, d'une espèce de satisfaction que semble éprouver l'enfant à faire contracter ses muscles, à faire des mouvements.

L'observation de l'enfant prouve bien qu'il y a deux choses dans le développement du langage : l'articulation des sons ou phonation et l'emploi réfléchi, voulu, compris des sons en tant que signes, mais l'observation de nos sourds-muets le prouve encore bien mieux puisque vous êtes obligés de leur apprendre successivement à articuler un son et à comprendre que tel son, tel mot signifie telle chose et sert dès lors à désigner cette chose en place du signe gesticulé ou mimé qu'ils employaient auparavant.

Développement de la Phonation.

Preyer a observé et étudié quotidiennement chez son fils l'apparition des premiers sons et le début du langage. Ses notes prises ainsi sur le vif constituent de véritables documents qui nous montrent mieux que toutes les théories le développement naturel, non pas du langage proprement dit, mais de la phonation, c'est-à-dire de l'émission et de l'articulation des sons, qui, en se coordonnant et en acquérant un caractère voulu et conscient, deviendront plus tard le langage vrai.

Nous avons déjà dit que le premier cri de l'enfant en venant au monde est un mouvement réflexe. Il nous semble qu'il en est de même des divers sons inarticulés, cris, geignements, gémissements, piaillements, rire, etc. Tous ces sons, en effet, traduisent des états différents d'excitation et un observateur attentif arrive vite à distinguer les cris de la faim, de la douleur ou du plaisir, comme il distingue des différences dans les divers mouvements réflexes des membres, de la tête, de la face, des yeux, suivant les différences d'excitation de besoin, de douleur ou de satisfaction : « les cris avec les yeux fermés indiquent la faim ; les geignements annoncent un malaise léger ; le rêve est provoqué par la vue d'objets clairs qui se déplacent. »

Preyer s'est efforcé de noter avec des lettres de l'alphabet les sons qu'il a pu saisir, mais il reconnaît qu'il est très difficile « même de reconnaître les voyelles ». Comme on ne peut attribuer aucune valeur intentionnelle, ni même imitative à tous ces sons, il nous paraît beaucoup plus simple de les classer d'après leurs causes, c'est-à-dire d'après les genres d'excitation : faim, douleur, plaisir, qui les provoquent, car on a ainsi l'avantage de mieux saisir l'analogie du développement de la motilité phonique et de la motilité générale. En réalité, en effet, l'enfant pousse d'abord des cris, des sons inarticulés, désordonnés, comme il agite ses petits membres un peu dans tous les sens, puis, sous l'influence de la répétition des mêmes excitations habituelles les plus fréquentes, faim, douleur, plaisir, l'observateur est amené à distinguer trois variétés de cris, d'abord comme intonation, ensuite avec d'autres nuances

plus nettes et accompagnements de mouvements ou gestes différents, tout comme nous avons vu la même différenciation s'établir
dans les autres mouvements par l'effet tout naturel des correspondances des réflexes à leurs excitations propres, d'où résulte une
tendance de plus en plus marquée à la coordination et à une corrélation de plus en plus étroite qui nous amène à juger de l'état et
du genre d'excitation de l'enfant par les mouvements réflexes qu'il
fait et qui deviennent pour nous des signes révélateurs de ce qui se
passe en lui, au même titre que ses cris et ses ébauches de phonation. « La grande majorité des sons qui accompagnent les
exercices de la langue et des lèvres est aussi difficile à traduire sur
le papier, qu'il le serait de décrire ou de dessiner les mouvements
toujours plus vifs, plus prolongés et plus variés qu'exécute
l'enfant rassasié et non ensommeillé, que l'on abandonne à lui-
même. »

« Au neuvième mois, il est toujours difficile de reconnaître certaines syllabes au milieu des sons nombreux et variés qu'émet
l'enfant. Mais la voix, tout en étant souvent très forte et inarticulée,
se *module* déjà et indique avec certitude certains états psychiques.
Quand, par exemple, l'enfant désire quelque objet nouveau, et
surtout un objet brillant, non seulement il *étend les deux bras*
dans la direction où se trouve celui-ci, en y *dirigeant aussi le
regard*, mais il fait connaître encore, en produisant le son qu'il a
l'habitude de reproduire avant de prendre ses aliments, qu'il désire
l'objet en question. » Cette combinaison complexe de mouvements
des yeux, du larynx, des lèvres, de la langue et des bras se présente toujours plus fréquemment.

« Le dixième mois est caractérisé par la netteté plus grande des
syllabes dans le monologue qui est varié, plus prolongé, et se fait
sur un ton plus élevé, quand on laisse l'enfant à lui-même, que si
l'on cherche à le distraire.

« A partir de la quarante deuxième semaine, en particulier les syllabes *ma, pappa, tatta, appapa, babba, tata, pa* sont fréquemment
prononcées, et *rrrrr, rra* est répété infatigablement. *Les efforts
pour amener l'enfant à répéter des syllabes prononcées devant
lui, même des syllabes qu'il a lui-même précédemment prononcées, échouent totalement,* au lieu de *tata,* il dit *ta* ou *ata,* et
cela dans les cas où il approche le plus du but proposé. Pourtant il

y a progrès, car au mois précédent, on n'observait presque *aucune tendance à imiter les sons* ou même à répondre seulement.

« Au onzième mois, certaines syllabes prononcées avec force devant l'enfant sont pour la première fois répétées par celui-ci. Je dis plusieurs fois *ada*, et l'enfant, *après quelques mouvements infructueux* des lèvres, répéta avec attention et correctement le mot *ada*, qu'il avait, au surplus, prononcé bien souvent de lui-même auparavant. Mais la manière dont il le répéta dans ce cas était tellement déterminée, que je fus assuré qu'il y avait là *imitation, répétition* du son entendu. Ce fut là le premier exemple incontestable. Il se présenta au 329e jour. Ayant prononcé le même jour *mamma*, l'enfant répéta *nanna*. Souvent, en outre, pendant que je parle devant lui, il regarde attentivement mes lèvres et il fait des efforts évidents pour répéter ce qu'il entend, mais le plus souvent il émet des syllabes différentes, ou bien ses mouvements de lèvres ne s'accompagnent pas d'émission de voix.

« A la 45e semaine, tout ce qu'on dit devant l'enfant, du moment où il y est attentif, provoque une réponse consistant en mouvements des lèvres et de la langue ; l'impression qui en résultait était qu'ils *étaient produits au hasard et qu'ils servaient à amuser l'enfant.*

« En outre, l'enfant commence, à partir de cette époque, à chuchoter au cours de ses monologues souvent prolongés. Il fait entendre une foule de sons variés en intensité, en hauteur et en timbre, *comme s'il parlait une langue inconnue.* Les syllabes isolées se fixent de plus en plus facilement, malgré que les positions buccales qui leur correspondent, se relient les unes aux autres, tantôt progressivement, tantôt brusquement.

« Tous nos efforts pour traduire complètement par des lettres, un monologue de l'enfant, sont demeurés incomplets, parce que les syllabes nettes et souvent répétées, alternent avec des syllabes indistinctes, chuchotées ou prononcées à voix haute.

« J'ai remarqué aussi que la répétition machinale d'une même syllabe : papa, papa, par exemple, se présente bien plus souvent que l'alternance d'une syllabe nettement prononcée avec une autre syllabe nettement prononcée aussi, comme pa, ta. »

Toutes ces observations démontrent bien que les mouvements de la phonation, les mouvements sonores, parlants, de la bouche et

du larynx, sont d'abord incoordonnés, impulsifs ou réflexes, a symétriques, comme tous les autres mouvements, et que ce n'est que
progressivement qu'ils tendent à se coordonner par une sorte
de relation de plus en plus étroite qui s'établit mécaniquement,
automatiquement entre l'excitation et le mouvement d'abord,
entre le mouvement ensuite et son résultat. C'est le premier rudiment de perception de ce dernier rapport qui, ici comme dans les
autres mouvements, introduit peu à peu un élément psychique
dans la production des sons, en leur donnant d'abord un caractère
imitatif d'où procède ensuite le caractère réfléchi, voulu, c'est-à-
dire le vrai langage.

Quant à l'époque de cette transition de la phonation automatique,
réflexe à la phonation imitative, elle varie suivant les enfants, et,
pouvons-nous ajouter, suivant la façon dont on s'occupe de les
amener plus ou moins tôt à répéter des sons plus ou moins faciles
à imiter. Sous ce rapport, nous pouvons dire hardiment que l'application intelligente et persévérante de la méthode employée ici à
l'Institut pour faire parler nos sourds-muets, donnerait certainement des résultats meilleurs et plus hâtifs, que la méthode banale
et plutôt nuisible des nounous. Ici, en effet, la méthode consiste à
faire émettre d'abord et uniquement des sons simples, élémen-
taires, qui sont produits par des mouvements simples, des mouvements d'ensemble de l'appareil phonateur, des mouvements faciles,
à voir et à imiter : par exemple, A-OU-È-I qui résultent des quatre
façons principales de tenir la bouche ouverte en imitant un son.
Le second principe de la méthode consiste à rechercher pour deux
exercices successifs deux sons produisant deux images labiales
aussi opposées, aussi faciles à distinguer que possible, afin de faci-
liter la lecture sur les lèvres. Mais il est certain que ce second
principe a en même temps l'avantage d'offrir plus de facilité à produire deux mouvements *très différents* sans confusion, tandis que
si on cherchait à faire produire deux sons à peu près semblables,
les mouvements pour les produire devant être également à peu près
semblables, l'enfant, inexpérimenté, non encore en possession de
puissance de coordination de ses mouvements, ferait des efforts
impuissants pour différencier les sons et ne ferait que bredouiller.
Le troisième principe consiste à procéder pas à pas, à ne passer
à un exercice nouveau que lorsque le premier est bien acquis,

et à revenir à celui-ci à chaque nouvelle leçon, non seulement pour ne pas le laisser oublier, mais pour bien faire sentir et bien fixer les différences entre les deux exercices, conformément à la loi même de la mémoire qui, comme nous l'avons vu, ne se développe que par l'effet de l'enchaînement et de la coordination des souvenirs et des actes les uns avec les autres en constituant, en organisant ainsi l'organe de l'activité intellectuelle et volontaire dont le langage forme essentiellement le substratum. Autrement dit, vous employez ici pour l'enseignement du mouvement phonateur la méthode utilisée en gymnastique pour l'enseignement des mouvements raisonnés et les mieux appropriés au but à atteindre. En réalité, en dehors d'une phonation plus ou moins vague, plus ou moins incoordonnée, et ne pouvant jouer qu'un rôle de *signe* par des différences d'intonation encore plus que par des différences de sons, nous pouvons dire que le développement proprement dit du langage articulé, *parlé* est une affaire d'acquisition, d'enseignement éducatif bien plus qu'une affaire de développement naturel.

Phonation imitative.

De tout ce qui précède, vous voyez que la phonation proprement dite, ne débute qu'à partir du moment où l'enfant commence à percevoir un certain rapport entre les mouvements des lèvres et l'émission des sons. Cette perception lui vient d'abord de la relation qu'il perçoit nécessairement sur lui-même entre le bruit qu'il fait et les mouvements qu'il exécute avec sa bouche et ses lèvres. Mais la tendance à la coordination, à l'articulation des sons commence en réalité aux premières tentatives faites par l'enfant pour reproduire, pour imiter avec ses lèvres les mouvements qu'il voit faire par les personnes qu'il entend et voit parler. Il se passe donc chez l'enfant *entendant* quelque chose d'analogue à ce que nous voyons chez nos sourds-muets : l'acquisition de la phonation, de la *voix*, par l'imitation des mouvements labiaux. Mais il y a aussi une grande différence qui tient à ce que l'entendant a, pour se guider dans ses tentatives de phonation, de reproduction des sons, les différences de sensations *auditives* en corrélation avec les différences dans les mouvements produits ou les efforts tentés. Il y a là, en somme, une sorte d'*accommodation auditive* qui rappelle comme mécanisme l'*accommodation visuelle*. L'excitation auditive joue dans la coordination des mouvements phonétiques, le rôle de l'excitation rétinienne dans la coordination des contractions musculaires, des mouvements de lèvres et des globes oculaires. Donc, même mécanisme et même loi par l'effet nécessairement corrélateur dû à la relation nécessaire entre l'excitation et sa réaction, ici le son.

Ceci admis, il nous paraît bien inutile de nous attarder à suivre tous les tâtonnements plus ou moins maladroits et surtout mal guidés de l'enfant entendant pour arriver à imiter, à reproduire des sons qui sont émis devant lui sans méthode et à peu près toujours avec une regrettable méconnaissance de la *loi naturelle* du développement et de l'acquisition du langage qui est la même que pour le développement de tous les autres mouvements de relation et, en général, de tout ce qui s'acquiert par l'expérience ou par l'enseignement : la loi qui veut que l'on procède du simple au composé, du facile au difficile, autrement dit la loi universelle du moindre effort par le maximum d'effet utile. Ici, en effet, avec notre méthode spéciale de phonétique pour nos sourds-muets, nous avons la démonstration quotidienne de la supériorité d'une méthode naturelle basée sur l'étude du mécanisme même de la phonation, sur la pratique grossièrement empirique des nounous ignorantes et des mamans non moins mal préparées à présider au développement du langage de leurs enfants. Règle générale, on cherche toujours à faire parler l'enfant trop tôt, oubliant que parler ne peut avoir d'utilité qu'autant que le langage est correctement employé et nettement compris, sans quoi le résultat consiste simplement à faire prendre de mauvaises habitudes d'articulation et à fausser ou à stériliser l'esprit en donnant aux enfants une éducation de perroquets.

Compréhension du langage.

Tous les observateurs, et Preyer en particulier, notent que la compréhension des sons précède de beaucoup l'articulation des sons. De plus, on peut dire que ce que comprend d'abord l'enfant dans notre langage, c'est ce qu'il renferme, ce qu'il offre de *sensible* : « la hauteur, l'accent, le timbre, l'intensité de la voix, note Preyer, indiquent plus nettement que les syllabes, le désir, la répulsion, la joie, la douleur, la faim, le rassasiement. Une plainte particulière indique que l'enfant ne comprend pas, une autre qu'il ne veut pas... Pourvu que les gestes soient nettement perçus par l'enfant, peu importe le *mot qui a été prononcé* ; peu importe même que l'on parle ou qu'on se taise. » Il y a là, croyons-nous, un fait très important qui nous explique pourquoi l'enfant, comme certaines peuplades à idiomes tout à fait rudimentaires, emploie la même syllabe pour traduire une foule d'impressions ou de choses différentes, en variant les gestes ou les intonations. Nous devons voir là aussi une raison de penser que l'enfant comprend souvent par un des innombrables moyens *sensibles* auxquels nous ne pensons pas, au lieu de comprendre par le mot, par le *signe intellectuel*, comme nous le supposons. C'est d'ailleurs un peu ce qui se passe chez l'adulte qui, mis en présence d'une idée *abstraite* qu'il ne comprend pas et ne peut pas comprendre telle qu'on la lui présente à l'esprit, s'en fait une représentation approximative, *à côté*, au moyen de rapprochements, de comparaisons ou d'associations d'autres idées plus ou moins appropriées. Nous en avons la preuve chez nos sourds-muets chez lesquels nous ne pouvons faire pénétrer la notion et la compréhension d'un mot que lorsque nous sommes arrivés à établir une telle association entre la chose et son nom, c'est-à-dire son *signe labial* ou *écrit*, que le mot évoque immédiatement la chose et réciproquement, et que l'idée qu'a déjà pu se faire le sourd-muet de la chose ainsi nommée, *jaillit* pour ainsi dire à son esprit en voyant le signe, le symbole, le substitut de la chose.

C'est cela qui nous explique encore ce fait constaté par Preyer que « parmi les tentatives spontanément faites pour imiter des sons quelconques, les plus remarquables sont celles qu'il (l'enfant, son fils) fit pour imiter le bruit que fait une pendule pendant qu'on la remonte, et pour imiter des notes chantées devant lui.

« Les associations de mots avec des objets *visibles et tangibles*, d'une part, et avec des *mouvements coordonnés*, d'autre part, sont devenues beaucoup plus nombreuses. Il désigne maintenant correctement les différentes parties du corps. Au 18ᵉ mois, l'oreille fait encore mieux la distinction des sons et la compréhension des mots devient plus vive.

« A cette époque, la précision avec laquelle, sans sons articulés, et simplement par les cris, croassements, geignements, gémissements, grognements et piaillements, se traduisent les différentes dispositions de l'enfant, est chose caractéristique ; sa voix,du reste, est devenue plus forte, et sa disposition actuelle, le désir, le chagrin, la joie, la faim, l'obstination en particulier, se reconnaissent mieux que jamais auparavant, à la voix. *Mais cette langue ne se laisse pas traduire par des signes écrits.* » Ce qui veut dire qu'à cette époque le langage de l'enfant est encore tout *sensible*, tout *signe* et n'a encore rien de *conventionnel*, d'*artificiel*, d'*intellectuel* qui caractérise et différencie notre *langage parlé* du langage *par signes*.

Une chose bien certaine, c'est que l'enfant comprend le langage qu'on lui tient longtemps avant de pouvoir parler lui-même. Mais cela, précisément, c'est encore le fait de la compréhension des signes ou plutôt de l'association des choses et de leurs signes, compréhension qui résulte du jeu naturel de ses fonctions sensorielles et n'implique encore rien d'intellectuel proprement dit, c'est-à-dire rien de *raisonné*, rien de perçu en tant que correspondance de valeur entre la chose et le mot qui la désigne, entre le mot prononcé et la pensée de celui qui parle. Pourtant c'en est le commencement : à force d'associer la vue des objets avec le son des mots qui les désignent, à force d'entendre nommer un acte et de le voir exécuter, à force d'entendre commander de faire quelque chose et de le voir faire, l'enfant, peu à peu, finit par prendre conscience des rapports réels qui unissent cet enchaînement des choses et des actes à leurs dénominations ; il arrive ainsi à percevoir qu'à des différences dans les mots correspondent des différences dans les parties, qualités ou aspects des choses désignées et il est amené ainsi peu à peu à prendre des notions abstraites de rapports de cause à effet, de forme, de temps, d'espace, etc., etc., pour ainsi dire inconsciemment, sans s'en douter et sans qu'on ait besoin de le lui dire, parce que ces notions, ces idées jaillissent spontanément dans son esprit par le seul effet des différences qui s'y impriment nécessairement d'après la loi générale de la sensibilité qui veut que des excitations différentes produisent des

sensations différentes, et que les diverses sensations et idées qui
en découlent s'impriment, s'enchaînent les unes aux autres dans
leurs rapports réciproques de succession dans le temps, de localisation dans l'espace, de convenance ou de disconvenance, d'attrac-
tion ou de répulsion, etc.

C'est-à-dire que nous retrouvons dans le développement de la
compréhension du langage le même mécanisme de coordination
des sensations, le même effet de répercussions, sous la forme de perception des différences entre les sensations, que nous avons vu être
la loi du développement de la conscience et du développement
intellectuel. Nous avons vu qu'il ne peut y avoir conscience d'un
fait, d'un objet, d'une chose quelconque, qu'à la condition que ce
fait, cet objet, cette chose, paraissent être *différenciés*, c'est-à-dire
perçus, reconnus différents de tout autre fait, de tout autre objet,
de tout autre chose. L'étude de la Mémoire nous a montré que,
d'une part, la mémoire est nécessaire pour qu'il y ait conscience, et
que, d'autre part, la mémoire ne peut remplir son rôle qu'à la condition d'un enchaînement solidaire des souvenirs ou sensations qui
seul en rend possible la différenciation, le souvenir ou rappel, c'est-
à-dire la conscience. Or, les sons qui constituent les mots de notre
langage, ne peuvent remplir leur rôle de *signes conventionnels*, de
représentants des choses, objets ou idées, qu'à la condition de se
trouver enchaînés, solidarisés dans la mémoire à la conscience aux
choses, objets ou idées qu'ils représentent, qu'ils rappellent, et
auxquels ils se trouvent se substituer dans le travail de la pensée,
ainsi que dans nos communications, les uns avec les autres, par la
parole. C'est parce qu'il donne une étiquette propre à chaque objet
et une étiquette commune à un plus ou moins grand nombre d'objets ou de choses, que le langage artificiel permet d'enchaîner, de
solidariser dans la mémoire de tous, la conscience, les faits de sensibilité, les sensations, les idées et les notions des choses, sans avoir
besoin de rappeler les objets eux-mêmes. Grâce à l'emploi des mots
qui se substituent ainsi aux objets et aux idées, dans l'organisme
de la mémoire et de l'intellect, le langage artificiel rend possible le
travail de la pensée par introspection, par une sorte de vision intérieure, des caractères objectifs perçus et emmagasinés à l'état de
souvenirs, d'idées, de notions, et des caractères généraux envisagés
abstractivement, c'est-à-dire indépendamment des objets qui les

possèdent, parce que nous arrivons ainsi à faire d'un mot le symbole, le substitut, le représentant d'une chose, d'une qualité, d'un rapport. Dès lors, en effet, grâce aux mots, l'esprit peut travailler sur ces mots qui représentent les choses, et sur ces mots qui représentent et *objectivent* les idées en les examinant, les combinant et les coordonnant comme des objets, mais avec une facilité infiniment plus grande. *Il en est des mots pour penser comme des chiffres pour compter.* Les mots sont ainsi emmagasinés, coordonnés dans l'organisme mémoire au titre et sous la forme de souvenirs intellectuels, de la même façon que les sensations proprement dites le sont à titre et sous la forme de *souvenirs sensibles.* Dès lors, nous comprenons très bien comment le même travail d'association, de coordination tend, de plus en plus, par le seul effet de l'activité cérébrale, à développer, à préciser, à coordonner la perception, la conscience, la compréhension des choses dans leurs rapports respectifs, comme dans leurs caractères distinctifs, absolument comme nous avons vu cela se produire dans le développement sensoriel et la genèse de la conscience. Ce qu'il faut bien comprendre, c'est que les mots, en se substituant aux choses et objets qu'ils désignent et qu'ils représentent, rendent seuls possible la *représentation objective* dans l'esprit de ce que nous pouvons percevoir des choses dans leurs rapports réciproques, c'est-à-dire leurs caractères ou propriétés propres qui les distinguent et les différencient entre elles, tandis que, sans les mots, nous ne pouvons que percevoir les choses, les objets en leur état sensible, objectivale, c'est-à-dire *concret.* Autrement dit, sans le secours des mots, nous ne pouvons percevoir que les objets individuellement dans ce qui les individualise, tandis que les mots, en nous représentant abstractivement les caractères ou rapports des objets, nous permettent de les considérer dans ce qu'ils ont de commun ou de non commun dans leur ensemble comme dans leurs rapports. C'est ainsi que nous voyons les mots commencer par désigner, par *nommer* les choses, puis désigner, *dénommer* les caractères communs et enfin exprimer, noter les rapports des choses entre elles ou les caractères communs de ces choses. En sorte que la compréhension du langage découle de la perception de mieux en mieux différenciée des choses et des objets, tant dans leurs caractères et propriétés que dans leurs rapports. En substituant aux choses et objets qu'ils représentent à l'esprit, les mots se coordonnent dans le langage, dans la mémoire et dans l'intellect en corrélation nécessaire avec les relations ou rapports réciproques des choses, puisqu'ils en sont l'expression, le symbole, les substituts, les représentants. Autrement dit, l'ordre, l'agencement des mots dans le langage, est la traduction, l'expression, l'*objectivation intellectuelle* de l'ordre de l'agencement des choses et de leurs rapports. C'est bien, en effet, ce que nous montre l'histoire du développement du langage chez l'enfant, dans l'individu et dans la race.

D'abord purement *expressif*, le langage de l'enfant commence simplement par exprimer avec un nom, l'objet de sa sensation, de sa perception, puis il associe bientôt cette sensation directe, cette perception concrète à une ou plusieurs autres sensations : alors son langage devient *qualificatif*, implique un jugement, constitue un germe de proposition et engendre bientôt une notion, par l'effet d'une perception qui se précise, se complique et se coordonne dans l'esprit en corrélation, par l'effet de la coordination qui existe dans les choses perçues.

Développement du jugement, du raisonnement et de la raison.

L'étude documentée que nous avons faite du développement sensoriel vous a montré que ce n'est pas l'enfant qui commence à distinguer, à différencier les choses, mais que ce sont les choses qui se différencient elles-mêmes par les différences dans les excitations qu'elles produisent, lesquelles différences d'excitations entraînent nécessairement des différences corrélatives, parallèles, dans les impressions, sensations ou souvenirs qu'elles engendrent dans les centres nerveux. C'est là ce que nous appelons la phase réceptuelle dans le développement intellectuel, laquelle phase est toute *passive* et n'implique encore à proprement parler aucun élément d'activité propre du sujet, aucun élément de conscience ni d'intelligence. Mais nous avons vu aussi à ce sujet que nous ne pouvons pas supposer que la sensibilité propre, spéciale, des centres nerveux ne soit impressionnée elle-même non seulement par les impressions, sensations ou résidus des excitations qui leur parviennent du dehors, mais encore par l'effet des différences entre ces sensations ou résidus d'excitations, ou mieux par l'effet de répercussion, de ricochet, qui se produit nécessairement d'une *façon différente* suivant le degré ou le mode de différence entre lesdites sensations. C'est ce que nous avons appelé la sensation de la différence, c'est-à-dire de la différenciation, des sensations d'origine extérieure. Et c'est cette sensation interne, centrale, qui devient le point de départ de la perception, de la conscience, du jugement et du raisonnement comme elle est la condition même de production du fait ultérieur de la *reconnaissance* qui engendre, constitue et produit la mémoire. En sorte que, comme nous l'avons déjà dit, nous retrouvons toujours le mécanisme, la loi organique de la sensibilité comme base, comme condition et comme source de toute activité intellectuelle, mémoire, conscience, jugement, raison. C'est d'ailleurs ce que traduit très bien notre langage courant, quand nous disons que nous jugeons de telle façon parce que nous voyons, parce que nous *sentons* qu'il en est ainsi ; de même dans le domaine plus élevé du raisonnement, notre argument suprême n'est-il pas de dire que nous jugeons, que nous raisonnons, que nous admettons, que même nous ne pouvons pas ne pas admettre telle ou telle conclusion, telle ou telle affirmation, telle ou telle démonstration, parce que nous sentons, parce que nous voyons de nous-même, dans notre conscience, dans notre raison, qu'il en est ainsi et qu'il est *évident*, c'est-à-dire *indiscutablement visible* qu'il ne peut pas en être autrement.

Or ce rôle de la sensibilité ainsi admis implicitement ou explicitement dans le mécanisme, dans le jeu de notre activité psychique, intellectuelle, est de la plus haute importance à ne pas perdre de vue dans l'analyse que nous devons faire du mode, du mécanisme et des lois du développement de toutes nos facultés psychiques, en particulier du jugement, du raisonnement et de la raison. C'est, en effet, le seul ou du moins le meilleur moyen d'arriver à comprendre que ce que nous appelons la *logique*, et dont nous faisons la base, le guide, la raison de notre jugement, de notre raisonnement et même de notre raison sous le nom de *principes transcendants*, *d'idées premières, innées, nécessaires, absolues*, provient simplement comme de sa *source naturelle*, de la *logique des choses*, c'est-à-dire des rapports mêmes des choses qui sont naturellement et nécessairement ce qu'ils *doivent être*, parce qu'ils sont le résultat de leurs *déterminations réciproques*, par l'effet de leur équilibration mutuelle, conformément à la loi universelle qui gouverne tout ce qui est et qui ne peut pas laisser concevoir que les choses puissent être autrement qu'arrangées, gouvernées par l'effet compensateur, équilibrant de leurs mutuelles actions et réactions. Par exemple, pouvons-nous mieux nous expliquer le développement et les variations de notre propre vie que par une incessante rééquilibration entre les forces intrinsèques de notre organisme et les forces ou influences extrinsèques du milieu dans lequel nous vivons ? Notre développement intellectuel peut-il mieux se comprendre que par le même effet d'équilibration et de rééquilibration incessante entre les excitations qui nous viennent du dehors et nos réactions internes qui constituent les innombrables adaptations dont notre individualité psychique est composée ?

Or, l'étude que nous avons faite de la sensibilité sensorielle nous montre que ce sont les choses qui se déterminent en nous en s'y caractérisant, en s'y imprimant différemment les unes des autres, naturellement et nécessairement, mais corrélativement, conformément à ce qui les caractérise et les individualise différemment et particulièrement dans la sensation que nous en recevons et même dans les perceptions que nous en prenons, puisque cette perception ne peut résulter que des impressions différentes, *différenciantes* des divers caractères, qualités ou différences des choses que nous percevons. En sorte que ce que nous appelons *juger*, c'est percevoir telle ou telle corrélation, telle ou telle ressemblance ou dissemblance, telle ou telle convenance ou disconvenance entre les choses. les rapports ou les faits. Mais cette perception nous est imposée pour ainsi dire par les choses, les rapports ou les faits, par l'effet de leurs propres déterminations en nous sous la forme des sensations qu'ils nous donnent, lesquelles sensations, idées, notions, jugements que nous en tenons sont nécessairement corrélatifs des choses, des rapports, des faits, et non pas le produit de notre jugement, de notre raison, comme on le disait dans l'ancienne philosophie rationaliste. Là est la clef de la compréhension vraie de ce qu'est le jugement aussi bien que la raison. Le jugement, la raison ne sont point des *entités* (c'est-à-dire des objets, des choses ayant une existence propre, réelle), produisant les éléments, les raisons de nos jugements et de nos raisonnements ; ce sont simplement des *actes*, des *opérations* de notre organisme intellectuel qui constituent la réponse, la réaction de notre organisme *sentant*, *percevant*, *pensant*, aux excitations centrales dues aux sensations, au même titre et par le même mécanisme que les différentes contractions musculaires de *l'accommodation visuelle* sont la réponse, la réaction de notre organisme visuel aux excitations extérieures de la lumière.

Que se passe-t-il, en effet, dans le jugement le plus simple que nous pouvons constater chez l'enfant quand, par exemple, celui-ci voyant arriver sa nourrice ou son biberon, se met à sourire, à agiter ses petites mains en signe de satisfaction, ce qui nous fait dire qu'il *reconnaît,* qu'il se *rappelle* sa nourrice ou son biberon, qu'il en induit ou déduit, qu'il *en juge* que cela va lui renouveler le plaisir, la satisfaction qu'il en a déjà obtenus antérieurement? Tout simplement ceci : la sensation produite par la vue de la nourrice ou du biberon, en venant s'imprimer au cerveau, réveille, ravive, *rappelle* la sensation semblable antérieurement perçue et avec elle tout son cortège : tétée, goût du lait, satisfaction due à l'apaisement de la faim, etc. Or, tout cela est, non pas produit par le jugement ou la conscience de l'enfant, mais *produit le jugement* en en fournissant les éléments qui sont ces rapports de ressemblance entre la sensation actuelle et la sensation passée, et c'est ce rapport de ressemblance qui constitue, forme le jugement, la « *reconnaissance* », en s'imprimant dans le cerveau comme simple résultante.

Nous avons montré dans notre étude de l'accommodation visuelle comment la coordination de contractions musculaires multiples et complexes se fait tout naturellement et automatiquement par l'effet compensateur, régulateur, coordonnateur de la corrélation qui existe nécessairement entre l'excitation et la réaction, et comment cette coordination automatique, inconsciente, non voulue, non *raisonnée,* devient le point de départ, le guide, de l'accommodation volontaire et de la direction du regard voulue, *raisonnée* dans le but conscient, voulu, d'arriver à voir, à percevoir tel ou tel objet, ou de se procurer telle ou telle sensation ou enfin de comparer telle ou telle impression, c'est-à-dire de contrôler telle ou telle idée, tel ou tel jugement.

L'étude du développement du mouvement de préhension nous a encore mieux fait saisir sur le vif l'effet coordonnateur des différences de sensations produites par des différences de mouvements dans leurs rapports avec le résultat d'abord, avec le but poursuivi ensuite.

Tout cela constitue autant d'exemples démonstratifs du mécanisme suivant lequel se développe, se coordonne, se perfectionne l'association des sensations et des idées, le jugement et le raisonnement, au fur et à mesure que les impressions, sensations et idées s'impriment dans le cerveau en constituant ainsi l'activité sensorio-psychique, et développant ce que nous appelons l'expérience de l'enfant, *son éducation naturelle.* Or, encore une fois, tout cela se fait d'abord passivement, automatiquement : la conscience, la volonté, la raison n'interviennent qu'après, successivement et en sont les résultantes.

C'est précisément dans ce mécanisme du développement intellectuel de l'enfant qu'il faut, suivant nous, chercher l'explication du « *parler bébé* », du « *parler nègre* » et du « parler sourd-muet ». En effet, ce qui existe d'abord, ce sont des sensations et des signes qui s'associent, qui s'accouplent dans la perception de l'enfant : celui-ci perçoit en même temps, ensemble, l'objet et le son, le mot qui le désigne, puis le nom de l'objet accouplé dans son souvenir, s'accouplant instantanément avec le caractère perçu, d'où l'accouplement des deux mots correspondant aux deux choses perçues : l'objet et son caractère, le nom et sa qualité : lait chaud, Paul méchant, bébé gentil, petite sœur vilaine. Il faut un degré de plus dans le développement intellectuel pour qu'il perçoive le besoin, l'utilité de joindre le verbe substantif, le verbe *être* qui est un verbe *abstrait,* parce qu'il est le verbe de l'affirmation ou plutôt le moyen de la transmission à une autre personne du jugement provoqué par une perception intime. La preuve en est dans la difficulté qu'éprouvent nos sourds-muets à employer, et surtout à employer correctement ce verbe : cela tient, croyons-nous, à ce que le sourd-muet ne voit d'abord dans le langage parlé qu'un moyen à son propre usage de fixer les choses dans son esprit ; il lui faut souvent beaucoup de temps pour arriver à comprendre réellement que la parole est le moyen par excellence de communiquer avec ses semblables pour échanger des impressions, des idées et émettre des jugements impersonnels. Les jugements de l'enfant, du sourd-muet, comme, en général, les jugements des ignorants et des esprits faibles ou peu développés sont *impulsifs ;* ils jaillissent de la perception comme les réflexes de l'excitation à laquelle ils sont la réponse. Cela tient encore à la simplicité des sensations ; plus tard, au fur et à mesure que les souvenirs se sont multipliés, chaque nouvelle perception se rencontre avec un plus grand nombre de perceptions semblables et dissemblables, et cela provoque dans la conscience une sorte de travail d'examen, qui constitue la réflexion et qui devient le point de départ du caractère *réfléchi, raisonné* du jugement.

Le manque de réflexion, l'insuffisance d'expérience, l'ignorance, en un mot, rendent les jugements de l'enfant souvent erronés et nous expliquent pourquoi ses raisonnements sont si imparfaits.

Ce n'est pas que l'enfant ait un jugement faux ni une raison défectueuse, mais il juge et raisonne trop vite sous l'impulsion directe de l'excitation ou de la perception. Peut-être les conversations qu'il entend sans bien les comprendre sont-elles le plus souvent la cause de ses erreurs. En tout cas, les conséquences de ses erreurs, lorsqu'elles ont l'occasion de se manifester à lui deviennent des correctifs et ainsi se développe, se perfectionne son expérience par l'effet du jeu de son activité intellectuelle naissante. Malheureusement l'entourage de l'enfant contribue trop souvent à fausser cette jeune intelligence parce qu'on la comprend mal, parce qu'on lui attribue une puissance de compréhension qu'elle n'a pas encore et qu'on la bourre de notions nuisibles parce qu'elles sont incomprises et deviennent le point de départ de raisonnements faux et de l'habitude déplorable de juger, de raisonner par imagination, sans savoir, sans préciser, sans se rendre compte de l'exactitude des perceptions et des idées.

L'éducation bien comprise, vraiment utile, doit avant tout s'appliquer à bien suivre, à bien saisir, à bien comprendre le mode et le degré de développement de l'intelligence de chaque enfant afin d'aider, de guider cette intelligence dans l'expérience incessante que constitue le fait de vivre, de voir et de sentir tout ce qui se passe autour de nous et dans l'acquisition méthodique des connaissances objectives de toutes sortes qu'offre à la curiosité naturelle de l'enfant tout ce qui tombe sous ses sens. On arrive ainsi à classer, à coordonner les choses dans l'esprit de l'enfant, en corrélation, en conformité avec leurs rapports et caractères objectifs réels, c'est-à-dire suivant ce que nous pouvons appeler la *logique des choses* qui est et doit être la base, la génératrice de la *logique de l'esprit*, c'est-à-dire de la *Raison*, laquelle n'est, en dernière analyse, que le produit, que les conclusions dictées, imposées à l'esprit par l'expérience de l'humanité tout entière, sans cesse enrichie et perfectionnée par les générations nouvelles dont chacune ajoute son contingent à celui qui lui a été légué par celles qui l'ont précédée.

Si l'enfant était privé des ressources de son milieu social dans lequel il puise spontanément une foule d'indications, d'enseignements qu'il utilise pour son propre développement, sans que nous puissions toujours nous en rendre compte, si son développement intellectuel n'était pas guidé, facilité par l'éducation que nous lui donnons, il serait réduit aux ressources de sa propre expérience et serait condamné à demeurer intellectuellement à un degré très rudimentaire, très primitif de développement. Les philosophes de tous les temps ont toujours prétendu qu'il y a dans la *Ra·son* quelque chose de transcendant, quelque chose qui nous domine et qui éclaire de ses lumières, c'est-à-dire de ses principes innés, absolus, nécessaires, intangibles, la faiblesse de notre esprit, les coins obscurs de notre conscience. C'est dans ce caractère extrinsèque de la *logique des choses*, s'imposant à notre esprit par la constatation expérimentale sous la forme de ce que nous appelons la *Logique* ou la *Raison*, qu'il faut chercher et prendre l'explication et le fondement de cette remarque des philosophes.

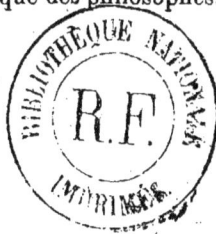

TABLE DES MATIÈRES

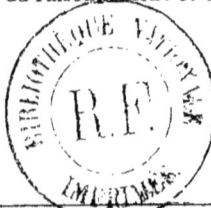

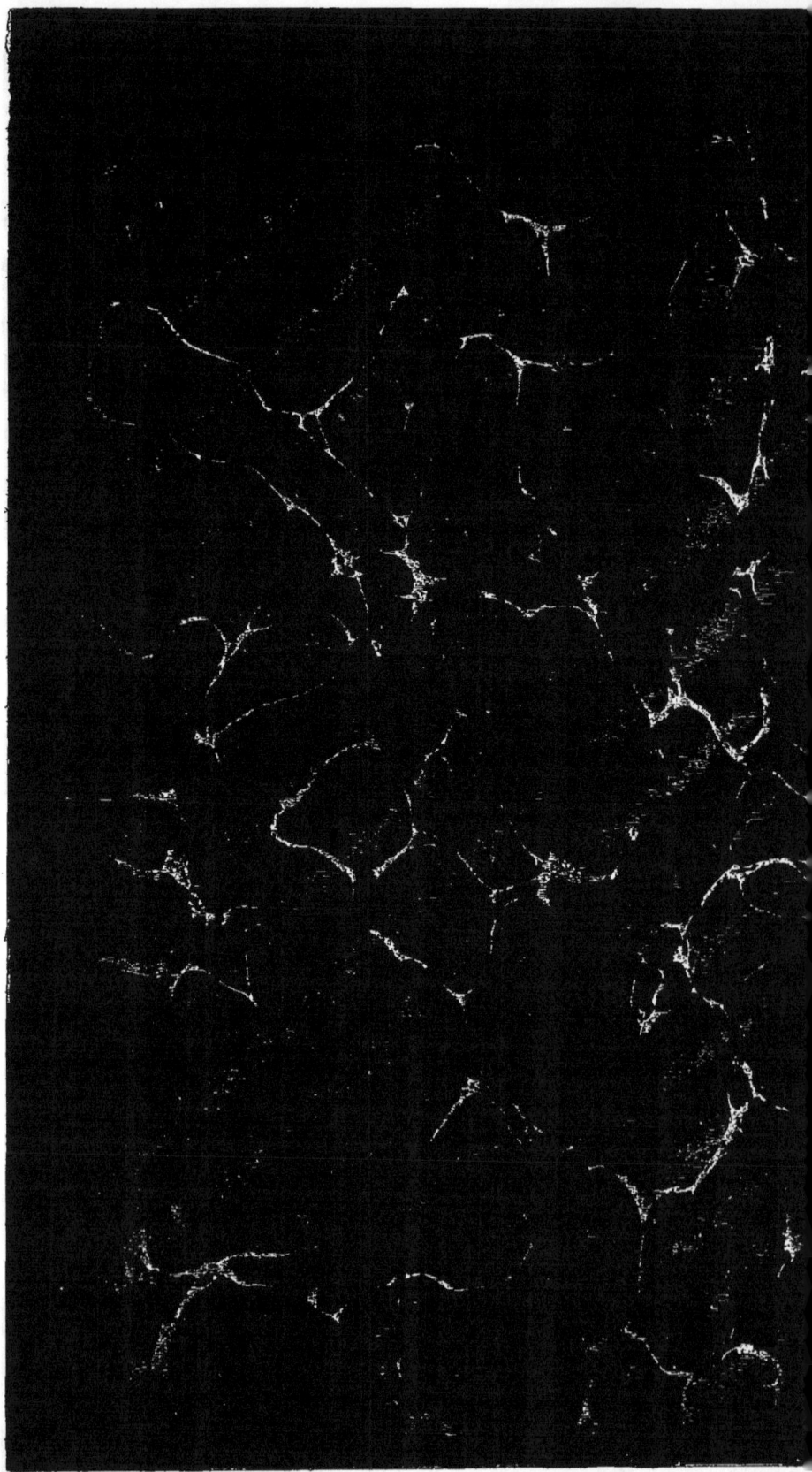

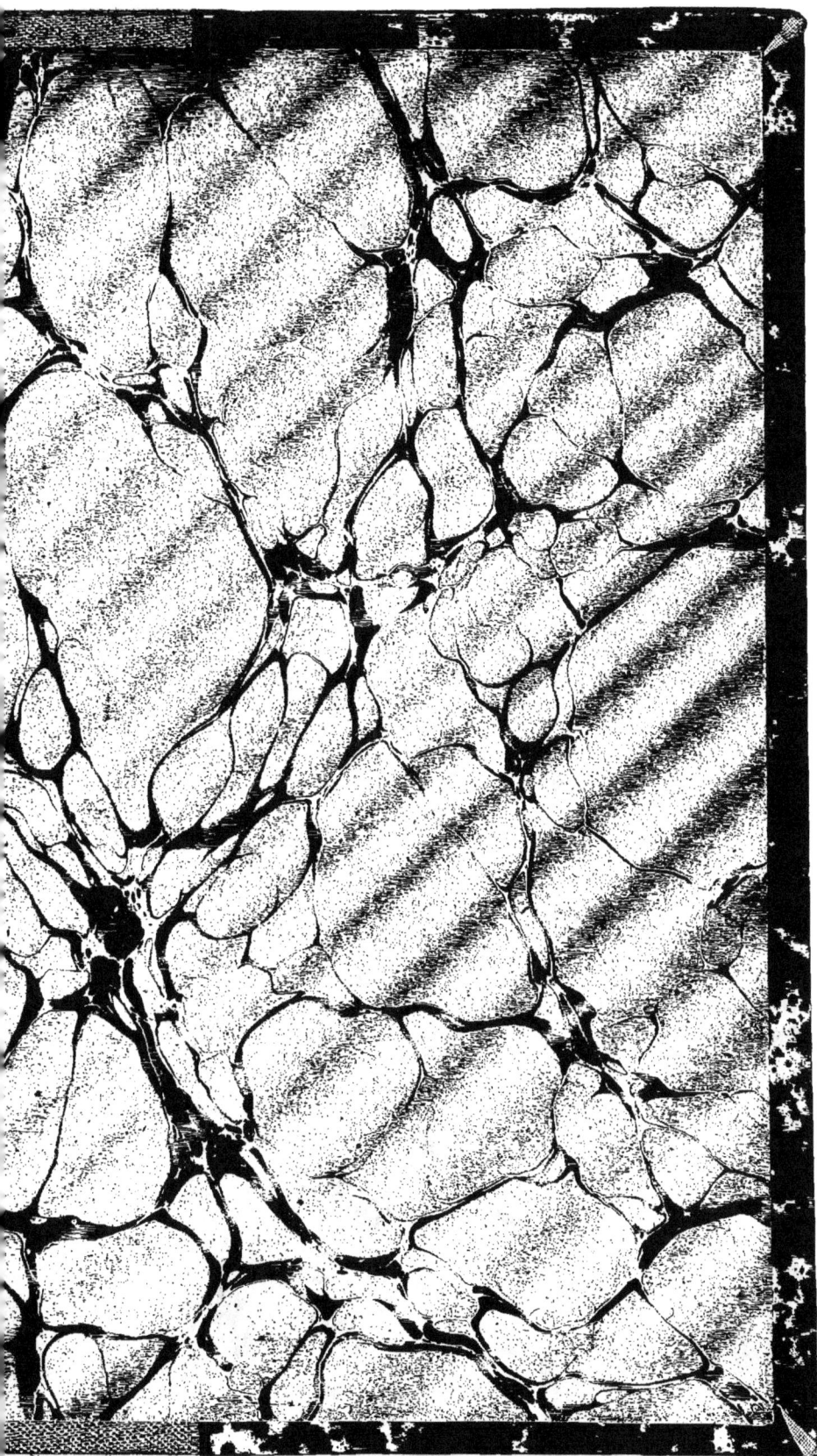